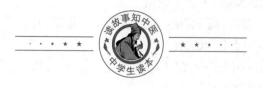

中医疗法治百病

主　编　张　明　谢　胜

编　委　（以姓氏笔画为序）

　　　　王绍洁　冯国湘　汤　军　李晓屏　吴若飞

　　　　迟莉丽　张冀东　欧江琴　姜劲挺　郭　红

　　　　曹　淼　蒋茂剑　德格吉日呼

中国中医药出版社
·北京·

图书在版编目（CIP）数据

中医疗法治百病 / 张明，谢胜主编 . — 北京：中
国中医药出版社，2018.1

（读故事知中医·中学生读本）

ISBN 978-7-5132-4542-5

Ⅰ . ①中… Ⅱ . ①张… ②谢… Ⅲ . ①疾病-中医治
疗法-青少年读物 Ⅳ . ① R242-49

中国版本图书馆 CIP 数据核字（2017）第 250924 号

中国中医药出版社出版

北京市朝阳区北三环东路 28 号易亨大厦 16 层

邮政编码 100013

传真 010-64405750

河北仁润印刷有限公司印刷

各地新华书店经销

开本 880×1230 1/32 印张 6.5 字数 94 千字

2018 年 1 月第 1 版 2018 年 1 月第 1 次印刷

书号 ISBN 978-7-5132-4542-5

定价 26.00 元

网址 www.cptcm.com

社 长 热 线 010-64405720

购 书 热 线 010-89535836

维 权 打 假 010-64405753

微信服务号 zgzyycbs

微商城网址 https://kdt.im/LIdUGr

官 方 微 博 http://e.weibo.com/cptcm

天猫旗舰店网址 https://zgzyycbs.tmall.com

如有印装质量问题请与本社出版部联系（010-64405510）

《读故事知中医·中学生读本》
丛书编委会

吴天敏　吴若飞　吴素玲　邱建文　何光宏
何渝煦　余茜　余尚贞　谷井文　汪栋材
沈红权　迟莉丽　张红　张明　张晋
张文安　张立祥　张若平　张松兴　张树峰
张晓天　张晓阳　张冀东　陆敏　陈洪
陈燕　陈运中　陈其华　陈实成　陈筱云
武忠　范恒　范慧敏　林晓洁　林嬿钊
欧江琴　周大勇　郑心　练建红　项凤梅
赵红　赵红兵　胡真　柳静　闻新丽
姜丽娟　姜劲挺　袁斌　贾杨　贾军峰
贾跃进　顾军花　倪京丽　徐红　凌江红
高昌杰　郭红　郭健　郭文海　郭艳幸
郭海英　郭蓉娟　黄谷　黄彬　黄飞华
黄金元　曹淼　龚少愚　崔瑛　麻春杰
商洪涛　梁永林　梁兴伦　彭进　彭锐
彭玉清　董波　董健强　蒋茂剑　韩平
韩春勇　韩冠先　谢胜　谢沛霖　熊振芳
樊东升　德格吉日呼　潘跃红　霍莉莉
戴淑青　魏一苇　魏孟玲　魏联杰

前　言

中医药是我国宝贵的文化遗产，是打开中华文明宝库的金钥匙。它既是致力于防病治病的医学科学，又是充分体现中国传统人文哲学思想的文化瑰宝。中医药的两大特色是整体观念和辨证论治，强调天人合一，形神合一，藏象合一，其所提出的"治未病"等防病治病的理念更是越来越受到国内外的重视。进一步传承、保护、弘扬和发展中医药，使更多当代学生了解、认可和传播中医药，使中医药随着时代发展永葆生机。这不仅对于中华文化的传承、繁荣以及中华民族的伟大复兴具有极为重要的意义，更是我们每一位中医人的责任。

身心健康和体魄强健是青少年成长学习，实现梦想，以及为祖国和人民服务的基本前提。青少年拥有健康的体魄，民族就有兴旺的源泉，国家发展就有强盛的根基。但是，目前学校、社会对于学生的健康教育和思想教育的重视程度还有待进一步提高。中医药作为中国传统文化的重要载体，对于传授医药健康知识、提升青少年传统文化素养等具有重要的意义。然而，值得指出的是，由于社会环境观念的转变，当代青少年接触中国传统医药学较少，对中医药文化知识缺乏了解，甚至由于目前市场上出现的一些良莠不齐的中医药宣传读物而导致他们对中国传统医学产生误解。正是在这样的背景下，我们编纂《读故事知中医·中学生读本》系列丛书，希望能使更多的青少年了解中医药，喜爱中医药，传承中医药，传播中医药，同时通过学习这些中医药小知识提高自己对于健康和疾病的认识，进一步强壮青少年一代的身体素质。

本系列丛书立足于向青少年传播中医药知识和文化，通过生动讲述一篇篇精挑细选的中医古文经典，追随古代医家的行医历程，能够让青少年感受华佗、张仲景等名家大医救死扶伤、拯济天下苍生的医德精神；通过细致讲述一则则关于中草药的美丽传说，介绍各地盛产的道地中药，能够让青少年领略祖国山河的富饶辽阔和中药的多姿多彩；通过深入浅出地介绍一个个常见疾病，分析如何运用中医药治疗感冒、发烧、青春痘、肥胖症等，能够让青少年对中医有系统的了解，掌握一些防治疾病的中医药基础知识。

愿本丛书能帮助诸位同学丰富阅历，开阔眼界，健康身心，茁壮成长！能帮助中医学走进校园，走近青少年，走入千家万户！

何清湖

2017 年 9 月 1 日

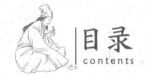

目录
contents

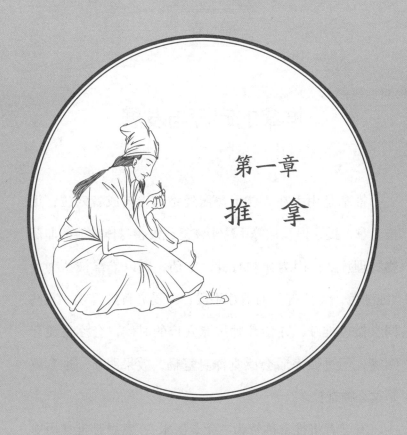

第一章

推 拿

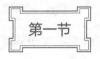

第一节

推拿的起源与发展

推拿是用手在人体上按照经络的走向或者穴位，用推、拿、提、捏、揉等手法来恢复或改善身体功能的非药物物理疗法。因为无须打针、吃药，所以推拿被认为是"纯绿色，无公害"的治疗手段，深受老百姓喜欢。有些同学做过推拿，在治疗师按摩穴位的时候，会疼得龇牙咧嘴，不过做完后会感觉浑身舒畅，效果明显。推拿就是这么神奇！

有学者将推拿称赞为"元老医术"，意思是推拿历史由来已久，起源深远，就像是一个走过五千年悠悠历史的耄耋老人。确实，在中医汤剂未出现前，古人就已经开始用推拿的方法给人治病了。

早在原始社会，我们的祖先在生活和劳动中，身体常会因受到外伤而出现疼痛，这个时候，受伤者会很自然地用手按摩或轻叩受损部位，达到消肿止痛的效果。就像我们摔倒了，会不自觉地以手搓揉疼痛部位一样，这是人类的本能反应。可以讲人类在诞生的时候，推拿就随之而产生。

就是在无数次原始经验的积累下，慢慢地，我们的祖先不断地积累、总结，最终，形成了一种独特的外治疗法。

到秦汉时期《黄帝岐伯按摩经》问世，我国第一部推拿按摩专著诞生了，这意味着推拿按摩在当时已经成为一种比较成熟和系统的医疗手段。像被同学们熟知的后世医家东汉张仲景、南北朝时期陶弘景等名医名家都很推崇推拿疗法，张仲景曾在《伤寒杂病论》中首创"膏摩"疗法，即将配制好的膏药以推按的办法擦揉患者体表，这不仅提高疗效，亦扩大了按摩的应用范畴。陶弘景则在《养性延命录》中，系统介绍了啄齿、熨眼、按目、牵耳、梳头、摩面、擦身等成套导引、按摩动作，成为后世推拿保健的典范。

隋唐时期中医推拿进一步发展，并得到了官方重视，宫廷太医署正式设立按摩专科，按摩推拿作为单独学科分立出来。太医署还按其技能高低将从事推拿人员分列为按摩博士、按摩师、按摩工等不同等级，说明当时中医推拿不管是在理论上，还是管理上，都已较为规范、科学了。由于在隋唐时期咱们国家的经济、文化、交通发达，很多外国人也不远万里、远渡重洋到咱们国家来进行文化交流，推拿也随中医学传入朝鲜、日本、阿拉伯等，在世界各地开花结果。

明代时期，中医推拿发展达到鼎盛，当时上至达官贵人，下至平民百姓，都流行按摩治疗，民间开始出现专门从事按摩营生的店铺生意，《香案牍》中记载："有疾者，手摸之辄愈，人呼之为摸先生。"

清代太医院虽然不设推拿科，但由于疗效显著，不论在官方还是民间，都被广泛应用，专著也发表了很多。其中名医吴谦编修的《医宗金鉴》对推拿手法治疗骨伤疾病做了较系统的总结，将摸、接、端、提、按、摩、推、拿列为伤科八法，确立了正骨推拿的分科。

新中国成立前由于当时国民党政府提倡废除中医，一些有识之士不愿意学习推拿，许多正骨推拿医师文化水平不高，以致得不到承认，中医推拿的发展也就此步入低谷。不过，正所谓"是金子总要发光的"，虽然受到官方抵制，但中医推拿凭借简便实用的疗效，顽强地在民间生存下来。

中华人民共和国成立以来，因为老一辈国家领导人的重视和改革开放后人们对健康的新的认识，中医推拿再次迎来了发展的春天。许多医疗机构重新设置按摩科或正骨科，也培养了不少专业人才。在很多大城市相继开办了按摩养生堂、中医推拿科等，为推拿养生的发展提供了更为广阔的天地。由于推拿具有独特的医疗作用，国外许多国家也已对此开展了研究工作，古老的按摩疗法，正为人类的医疗保健事业做出新的贡献。

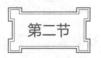

为什么推拿这么受老百姓欢迎

推拿疗法是一门普遍适用于老年、青年、儿童、妇女的治疗方式。

很多人会定期到中医院的推拿科或者中医养生馆进行推拿按摩治疗。同学们知道为什么中医推拿在老百姓群体中如此受欢迎吗？其实，对于部分人来讲，并不是他们真的患了什么严重的疾病，而是因为通过推拿治疗可以缓解身体疲倦的状态，使自己得到全方位的放松，起到"有病治病，无病防身"的效果。

推拿作为中医自然疗法，它有一个很重要的作用就是养生保健。《素问·血气形志》中说："形数惊恐，经络不通，病生于不仁，治之以按摩醪药。"中医理论认为人体全身遍布着经络，这些经络内属于脏腑，外络于肢节，沟通和联接人体所有的脏腑、器官、孔窍及皮毛、筋肉、骨骼等组织。

每天，运载着"气血"营养物质的货车，通过"经络"这个巨大的交通网络，达到五脏六腑、四肢百骸。只有气血运行舒畅，脏腑濡养充分，人体才能健康、精神才能饱满。

不过就像咱们的城市容易出现堵车一样，人体内部这个交通网络也有拥堵瘫痪的时候。当交通拥堵瘫痪的时候，气血运行就会受到影响。在中医看来，气血是人体非常重要的维持生命活动的物质基础，气血运行不畅，身体就会因失去养分而日渐衰微，表现出来就是今天俗称的"亚健康"状态。

而推拿疗法则具有疏通经络，行气活血，滑利关节的作用。《素问·调经论》上说："神不足者，视其虚络，按而致之。"按摩的原理就是通过刺激穴位来疏通经络，行气活血，从而使身体状态重新恢复平衡，达到治病养生的目的。比如按揉脾俞、胃俞可以健脾和胃，按点合谷穴可止牙痛。其中所按的穴位，其实就是经络的堵塞点，推拿的过程就像是交警疏通堵塞路口的过程。

推拿的独特效果也引起了研究部门的好奇，有现代研究证明，推拿能够促进人体的新陈代谢，加速血液循环，增加红细胞数、白细胞数，增强白细胞吞噬细菌的能力，因此，按摩可有效提高人的免疫力，让人不生病、少生病。

此外，推拿疗法相较于其他药物疗法，具有绿色无害优势。它是一种良性的、有序的、具有双向调节性的物理刺激，避免了药物所带来的毒副作用。特别对于脏腑娇弱，耐药性差的小孩子，中医推拿是首选的治疗方法。只要疾病确诊无误，按照相应的操作步骤和方法来施术，通过推拿就可以起到治病的目的。临床证明，发热、腹泻、感冒、便秘、厌食等许多青少年常见病通过推拿治疗都能取得较为满意的效果。

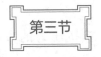

第三节

推拿的手法

推拿看似简简单单的两个字，其实其中的奥秘无穷。用中医的话就是"机触于外，巧生于内，手随心转，法从手出"。推拿不是在患者身体上胡乱按摩，更不是用蛮力，而是讲究手法形式，并且在相应手法的操作下，有力、持久、均匀、柔和、到位地进行按摩。

历史上的推拿手法有成百上千种，但真正广泛应用并指导临床的只有按法、点法、压法、摩法、揉法、搓法、捻法、推法、擦法、抹法、拿法、抖法、击法、啄法、拍法、摇法、㨰法等十几类。

按法：用手指或手掌面着力于体表一部位或穴位上，逐渐用力下压。根据手法的不同，用拇指指面或以指端按压体表，称为指按法；用掌根或全掌着力按压体表，称为掌按法。

指按时指面或指端按压力的方向要垂直向下，用力要由轻到重，稳而持续，使刺激感觉充分达到机体深部组织，切忌用迅猛的暴力；掌按时为增加按压力量，操作者在施术时可将双肘关节伸直，身体略前倾，借助部分体重向下按压。

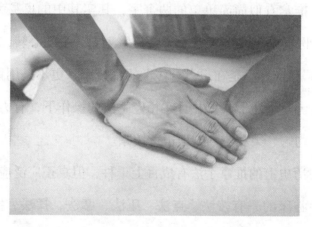

按法

点法：用屈曲的指间关节突起部分为力点，按压于某一治疗点上，称为点法。它是由按法演化而成，具有力点集中，刺激性强等特点。具体有拇指端点法、屈拇指点法和屈示指点法 3 种。

　　拇指端点法是用手握空拳，拇指伸直并紧贴于示指中节的桡侧面，以拇指端为力点压于治疗部位；屈拇指点法是以手握拳，拇指屈曲抵住示指中节的桡侧面，以拇指指间关节桡侧为力点压于治疗部位；屈示指点法是以手握拳并突出示指，用示指近节指间关节为力点压于治疗部位。

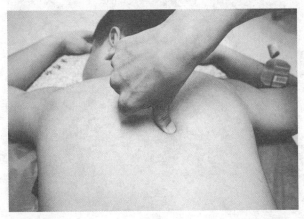

点法

　　压法：用拇指面、掌面或肘部尺骨鹰嘴突为力点，按压体表治疗部位，称为压法。压法分指压法、掌压法、肘压法，但用得最多的就是肘压法。因为肘部发力具有压力大、刺激强的特点。

肘部按压的时候，操作者肘关节屈曲，以肘尖部为力点，压在体表治疗部位，发力时要平稳缓和，切忌突发暴力。因为压法力度要比按法重，所以适用于一些腰臀肌肉发达厚实的部位，比如在缓解腰肌劳损时，按摩腰背上的穴位就可以选择肘压法。

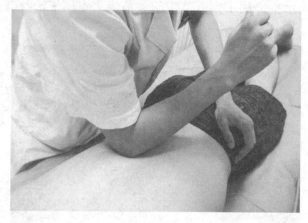

压法

摩法：用示、中、无名指末节螺纹面或以手掌面附着在体表的一定部位上，做环形而有节律的抚摩，称为摩法。其中以指面摩动的称指摩法，用掌面摩动的称掌摩法。东汉名医张仲景曾在《伤寒杂病论》中首倡"膏摩"疗法，就是在摩法的基础上辅以药膏，以加强治疗效果。

不论是指摩法还是掌摩法，手法上都应轻柔，压力均匀。指摩法宜稍轻快，每分钟摩动约 120 次；掌摩宜稍重缓，每分钟摩动 80 ~ 100 次。

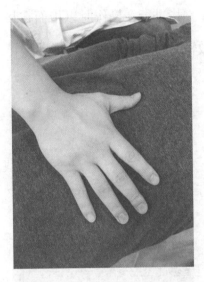

摩法

揉法：用大鱼际（人的手掌正面拇指根部，下至掌跟，伸开手掌时明显突起的部位）、掌根，或手指螺纹面按压在一定的治疗部位，做轻柔缓和的环旋运动，并带动该部位的皮下组织，称之为揉法。

以大鱼际为力点，称鱼际揉法，操作时用大鱼际着力，稍用力下压。拇指略内收，指间关节微屈。手腕放松，以腕关节和前臂协调的摆动运动，来带动大鱼际在治疗部位上做环旋状揉动；以手指螺纹面为力点，称指揉法，可单指、双指、三指进行，操作时以指面在某一穴或几个穴或某部位上做轻柔的小幅度的环旋揉动。

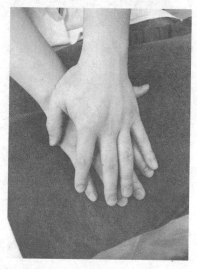

揉法

搓法：用两手掌面夹住肢体的一定部位，相对称用力做方向相反的来回快速搓揉或做顺时针回环搓揉，即双掌对揉的动作，称为搓法。搓法常作为四肢、胁肋部、腰背部其他推拿手法治疗后的结束手法，具疏通经络、调和气血、放松肌肉等作用。

操作的时候双手动作幅度要均等，用力要对称。双手夹持肢体时力量要适中，因为夹持过重的话就搓不动，夹持过轻又搓不到。

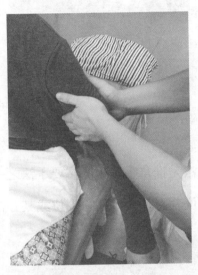

搓法

捻法：用拇指的螺纹面与示指的螺纹面或桡侧缘相对捏住所需治疗部位，稍用力做对称的如捻线状的快速捻动，称为捻法。捻法用力要对称、均匀，不可呆滞，捻动时要轻快柔和，灵活连贯，每分钟约200次。

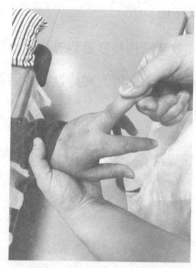

捻法

推法：推法是推拿手法中的主要手法之一，用拇指或
手掌或其他部位着力于人体某一穴位或某一部位上，做单

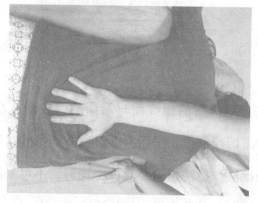

推法

方向的直线或弧形移动，称之为推法。

对成年人来讲，推法运用最多的是平推法。平推法是做直线的单向运动，体表受力较大，但推行速度相对缓慢，可以有助于推动气血的运行。

擦法：用手掌紧贴皮肤，稍用力下压并做上下方向或左右方向直线往返摩擦，使之产生一定的热量，称为擦法。

擦法有掌擦、鱼际擦和侧擦之分。因为擦法是在体表直接摩擦，为了保护皮肤，防止擦破，所以在施术前治疗部位要涂抹少量油类润滑剂。操作时摩擦往返距离要拉得长，而且动作要连续不断，如拉锯状，不能有间歇停顿。

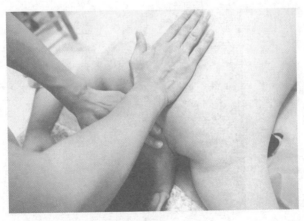

擦法

一般摩擦频率保持在每分钟 100 次左右即可。

抹法：用拇指螺纹面在体表做上下、左右或弧线呈单向或任意往返的移动，称为抹法。

操作的时候用单手拇指螺纹面或双手拇指螺纹面紧贴于治疗部位，稍施力做单向或往返移动；其余四指轻轻扶住助力，使拇指能稳沉地完成手法操作。可以起到开窍镇静、安神明目、疏经通络的功效，对缓解头痛、失眠、近视、感冒、胸闷痞满等症状效果不错。

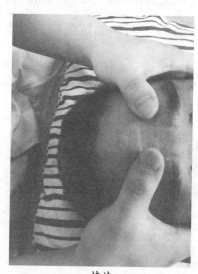

抹法

拿法：用拇指和示、中二指或其余四指相对用力，提捏或揉捏某一部位或穴位，称为拿法。拿法是推拿常用手法之一，操作的时候要以诸手指螺纹面相对用力，去捏住治疗部位肌肤并逐渐用力内收，将治疗部位的肌肤提起，做有节律的轻重交替而又连续的提捏或揉捏动作。注意指端力量要由轻到重，轻重和谐，不可以用指甲抠掐，要借助腕关节巧妙地发力。

拿法的适用位置在头肩部位，落枕的时候，手移至后脑部，以示、中、无名指提拿风池穴处的肌肤，中医上叫"拿风池"。

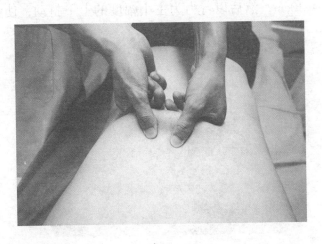

拿法

抖法：用双手或单手握住患肢远端，微微用力做小幅度的上下连续抖动，使患肢关节、肌肉有松动感，称为抖法。

抖法在临床上常作为辅助或结束手法，有抖上肢和抖下肢之分。抖上肢时患者取坐位，上肢放松。操作者站立于前外侧，上身略微前倾，用双手握住患者的手腕部，缓缓地将其患肢向前外侧方向抬起60°～70°；然后以腕力为主做连续小幅度的上下抖动，并使其抖动如同波浪样地由远端腕部逐步地传递到近端的肩部；抖下肢时患者取仰卧位，下肢放松。操作者站立其足后方，用双手分别握住患者后踝部，先将双下肢徐徐抬起离床面约20～30cm，然后以臂力为主小幅度的上下抖动，使整个

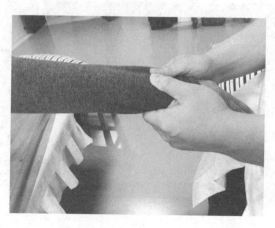

抖法

下肢产生舒松感。

击法：以双掌相合，五指自然微分，用小鱼际尺侧和小指尺侧为着力点去击打治疗部位，称合掌侧击法，常作为放松肌肉或结束手法。

操作要领是合掌后以前臂旋转力为动力，带动小鱼际尺侧和小指尺侧去击打治疗部位。由于五指自然微分，在做击打法时因指与指间的碰撞，还会发生有节奏的响声。所击打的位置通常在患者腰背部、四肢部，有助于疏通经络，使痉挛肌肉得以缓解，消除疲劳。

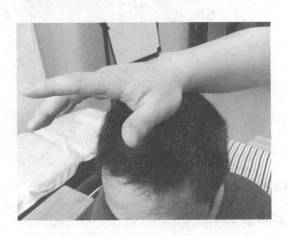

击法

啄法：啄法，听名字就能了解得差不多，就是五指自然微屈、分开呈休息位状，以腕关节的屈伸为动力，以诸指指端为着力点，如鸡啄米状轻快而有节律地击打治疗部位。

啄法的适用部位是头部，因为头部没有肌肤提拿，所以通过节律性的敲打疏通气血，安神醒脑，对头痛、失眠、神经衰弱等症状有不错的治疗效果。

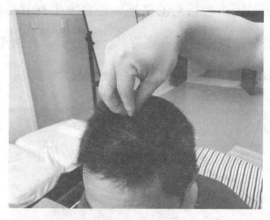

啄法

拍法：五指自然并拢，掌指关节微屈，使掌心空虚，然后以虚掌做节律地拍击治疗部位，称为拍法。拍打的时候一定注意是使用虚掌，腕力为主，利用气体的振荡，虚实结合，要做到拍击声，声声清脆而不甚疼痛，一般拍打

3 ~ 5次即可。

夏天的时候如果吹空调腰背酸痛，可以在腰背部涂上少量水杨酸甲酯（冬青油），而后做自上而下的拍法，直至表皮微红充血，会有不错的改善效果。

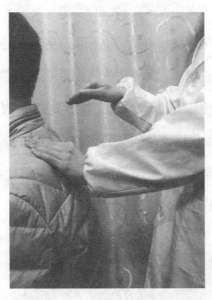

拍法

摇法：用一手握住或扶住被摇关节的近端肢体（有时起固定肢体的作用）；另一手握住关节的远端肢体，做缓和的环转运动，使关节产生顺时针方向或逆时针方向的转动，称为摇法。

　　摇法是推拿常用手法之一，用来防治各部关节酸痛或运动功能障碍等症。但要注意的是摇法的方向和幅度一定要在生理许可的范围内进行。用力要柔而稳，速度要缓而匀，动作要因势利导。

　　正所谓"大道至简，大道至难，大道至艰，大道至玄"，推拿就和太极一样，重于形，更重于心。手法到位是技术成败的关键，而心法修为则是手法到位的根本。看似最简单的按、点、压、摩、揉，要想掌握火候，则需要用心去琢磨，就像是同样的菜品，不同的厨师做出来的就不一样，推拿是大道至简的"国粹"，需要我们揣其意，证其果，真正学到心里。

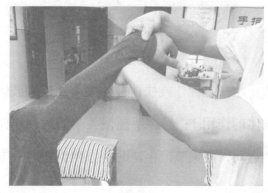

摇法

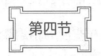

小儿推拿——良药无须苦口

同学们还记不记得小时候生病，被爸妈捏着鼻子灌药的情况？有时候不吃药还换来爸妈的巴掌？小孩子想必没有不怕吃药的，因为药是苦的呀。

也许你会说良药苦口，生了病自然是要吃药。不过有一种治疗方法，却无须令孩子遭受吃药的痛苦，它便是小儿推拿。

小儿推拿是中医推拿的一个重要组成部分，也是整个推拿学科的分支。小儿推拿是以中医辨证理论为基础，通过穴位点按推拿、调节脏腑、疏通经络、调和气血、平衡阴阳的方式来改善儿童体质、提高机体免疫力的一种保健、治疗方式。

中医讲小儿是"稚阳未充，稚阴未长"，就是说小孩子无论在物质基础和生理功能活动上均未臻完善，五脏六腑都非常娇嫩。所以，吃药治疗疾病是下下之策，因为"是药三分毒"，特别是化学性药品，不但会损害孩子的肝，而且还会增加耐药性。而小儿推拿是纯绿色疗法，它是通过调理孩子的整体功能，帮助孩子增强自然抗病能力，依靠自身正气将疾病赶跑，所以很受家长欢迎。

另外，小孩子所患的疾病和他们的性格一样，十分单纯，一般来说都是感冒、发热、食积、便秘、咳嗽这样的常见病，病因不像成年人的复杂。小儿推拿针对病因，通过手法施术，加强气血循环，恢复脏腑功能，对这些常见病效果很好，完全不需要把小孩子变成药罐子。对孩子来说，也免去了吃药之苦，何乐而不为呢？

小儿推拿的手法常见的有推法、运法、捏法、掐法4种。推法即是用手指螺纹面在体表进行直推、分推、合推或旋推。运法是在治疗部位做弧形或环形推动。捏法是以拇指和其他手指在治疗部位做对称性的挤压、捻动。若以捏法施于脊柱，就称为捏脊法。由于此法善治小儿"疳积"，收效神奇，所以又称为"捏积法"。掐法是用拇指指甲去按压体表治疗部位的一种手法，本法刺激性强，力量集中，有以指代针之意，所以也称为"指针法"。掐法操作时，宜垂直用力按压，不宜抠动，以免损害皮肤。常用于急症，适用于小儿惊风、昏厥等症。

　　小儿推拿非常符合世界卫生组织所倡导的绿色医疗理念，于2013年正式列入"国家基本公共卫生服务项目"。这是中医药项目第一次进入"公卫"项目，是进入"公卫"项目中仅有的2个中医药项目之一，足见小儿推拿在世界范围内受欢迎的程度。

身体上常用的"保健穴"

在武侠小说中，经常会出现点穴的情节，习武者通过点击对方身体的穴位，可以达到特殊的效果，真有这么神奇吗？

其实，武侠小说的作者在创作时是借鉴了中医经络穴位的理论。虽然，它所起到的作用并没有小说里描写的那样夸张，但人身体上确实分布着许许多多的穴位。

穴位，是指人体经络线上特殊的点区部位，中医可以通过针灸或者推拿、点按、艾灸刺激相应的经络点来治疗疾病。据统计，人体经脉上有 362 个穴位，如果再加上经脉之外的穴位，就有上千个。具体掌握这些知识，对普通人来说十分困难。其实，在众多穴道里有 10 个养生要穴，平时按揉几下，有助强身健体，祛病养生。

说到这里，同学们是不是摩拳擦掌、跃跃欲试、手心痒痒了？那就给大家讲几个穴位吧！可以帮助大家缓解学习中的疲劳哦！

风池穴：风池穴常被称为"明目醒脑穴"。因为按揉风池穴和周围肌肉，可以有效地缓解颈椎病、外感风寒、内外风邪引发的头痛，以及长时间低头学习、工作导致的颈部疲劳。同学们在紧张的学习之余，如果感觉头昏脑涨的话，轻叩风池穴，可起到提神醒脑、消除疲劳的作用。

风池穴的位置在枕骨下方的两侧凹陷处，简单来说就是脖子后边，把我们手的大拇指、中指放在头的枕部两

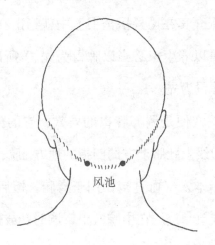

风池

侧，拇指轻轻往下滑动，大约到耳垂齐平的位置就会感觉到两边有个窝窝，这就是风池穴。在埋头苦读的时候，抽出 5 ～ 10 分钟的时间，先以拇指由轻到重按压风池穴 20 ～ 30 次，随后用双手拿捏颈后的肌肉 20 ～ 30 次，可沿着风池穴向下一直拿捏到大椎穴（低头时最高的骨头），这样反复推拿按摩 2 ～ 3 组，不但能缓解疲劳，明目醒脑，还可以防治颈椎病。

中脘穴：中医理论认为"脾胃乃后天之本"，因为婴儿从脱离母体开始，就只能靠从体外获取食物来补充营养物质。如果脾胃的运化功能出了问题，就会直接影响到营养物质的吸收，从而对人体的健康产生影响。明代著名中医药学家张介宾在《景岳全书》中就指出："胃气为养生之王……是以养生家必当以脾胃为先。"所以，养生之道应以调养脾胃为先。

而中脘穴便是调养脾胃的要穴，它的位置在人体腹部，前正中线上肚脐上方约四指的地方。脘，空腔也。"中脘"名意指本穴气血直接作用于胃腑。饭后 30 分钟，以双掌重叠或单掌按压在中脘穴上，顺时针或逆时针方向缓

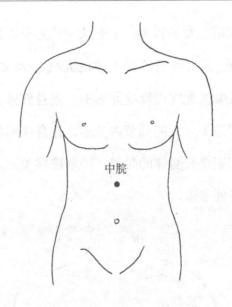

中脘

慢进行圆周运动，做 3～5 分钟，可以有助于健脾和胃。在临床上医生也常利用中脘穴帮助病人治疗胃病，如对于急性胃刺痛患者可点按中脘穴，用手指按压 10 秒钟，松开，再压，如此反复，三五分钟就可缓解症状。所以，中脘穴又被大夫们称为"万能胃药"。如果有的同学出现胃胀、胃疼等不适的时候都可以经常按揉此穴，当然，如果病情比较重或者发病比较频繁，还是最好去医院找大夫诊治。

关元穴：关元穴是人体一大奇穴，它的作用主要是有助于男子藏精、女子蓄血。中医认为"男子以精为本，女子以血为源"，精和血都是人体的元气，如大树的根基，所以通过按摩关元穴可以培元固本，强身健体。现代研究也表明，刺激关元穴能调节内分泌，让身体的代谢速度增加。同学们正是长身体的时候，经常按揉关元穴，对生长发育也是好处多多。

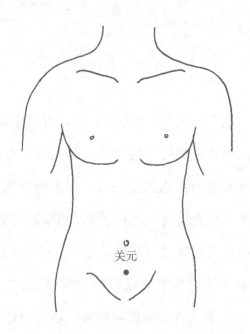

关元

关元穴的位置和中脘穴在同一条直线上，也是人体腹部，前正中线上，只不过它是在肚脐下3寸处。睡觉前仰卧在床上，双手交叉重叠置于关元穴上，稍加压力，然后交叉之手快速地、小幅度地上下推动，持续5～10分钟，由轻到重，直到腹部有酸胀发热感即可。

内关穴：内关穴是一个急救穴，在病人突发心脏病时，先让病人平躺，在等待急救期间，配合按揉内关穴可起到缓解疼痛的效果。内关穴位于腕臂内侧，就在离手腕距离两个手指宽的两条筋之间。

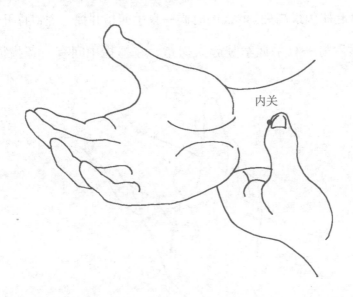

内关

内关穴是心包经上的穴位，中医认为，心包是替心得病的脏器，因此，治疗冠心病、高血压等心血管疾病，缓解心绞痛、胸闷心悸、失眠等症状，都可以按揉此穴。按揉内关穴有助于血气畅通。

再告诉大家个窍门吧！同学们如果坐车外出游玩出现晕车、头痛、恶心等症状的时候，可以用大拇指垂直往下按内关穴，每次按揉3分钟左右，按5～10次，这些症状就可以大大缓解。

合谷穴：合谷穴又称虎口，位于拇指和示指合拢后，隆起肌肉最高处。取穴的时候一只手四指并拢，虎口撑开，然后另一只手握拳竖起大拇指，在拇指中间有一条指横

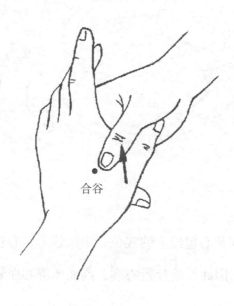

合谷

纹，把指横纹放在另一只手的虎口处，这时大拇指往前弯曲，指尖所指的穴位就是合谷穴。在中医的《四总穴歌》里，有句话叫"面口合谷收"，意思是面部和口腔的疾病都可以通过合谷穴治疗。像在青少年中发病率相对较高的牙疼、头痛、发热等病症都可以通过按揉合谷穴得到改善。

其实，合谷的作用远不止如此。研究表明，通过刺激合谷穴，能让身体的免疫功能大大增强。同学们学习压力大，经常熬夜，两手可以交替按摩，用拇指屈曲垂直按在合谷穴上，做一紧一松的按压，5～10分钟，不但可以美容养颜，消除黑眼圈，还能有效缓解疲劳，舒缓筋骨。按压的频率为每2秒钟1次，即每分钟30次左右。

委中穴：委中穴是针灸四大要穴之一，其位置非常好找，在我们弯曲腿部时，膝关节的背面也就是凹陷处，最里端的正中点即是委中穴。古语说"腰背委中求"，意思就是指凡腰背部病症都可取委中治疗，按摩此穴具有舒筋通络、散瘀活血的功效。对于长

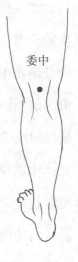

委中

期久坐、姿势不当造成腰背和肩膀不舒服的上班族或老年人，常按委中穴可以通畅腰背气血，缓解腰酸背痛。

"腰背疼痛最难当，起步艰难步失常"。腰酸背痛作为一种常见的亚健康形式，严重影响着人们的生活质量，尤其是对于咱们学生族，在课桌前一坐就是一天，时常会感到腰背疼痛。此时，不妨向我们的"委中穴"求一求治病良方。值得注意的是，在揉委中穴时力度以稍感酸痛为宜，一般一压一松为 1 次，一般可连续按压 20 次左右。

足三里：民间一直有"常按足三里，胜吃老母鸡"的说法，足三里是一个能防治多种疾病、强身健体的重要穴位，经常按摩该穴，对于抗衰老延年益寿大有裨益。足三里的位置在外膝盖窝下方 3 寸，取穴的时候用拇指按压胫骨外侧缘中部沿胫骨外侧缘往上移，当移至近膝下时有一突出的斜面骨头阻挡，此时拇指尖下即是足三里穴，用力按压时会有酸胀感。

中医讲"脾胃是后天之本"，脾胃好则身体棒，足三里穴是足阳明胃经的主要穴位之一，具有调理脾胃、补中益气的功能。现代医学研究证实，刺激足三里穴，可使胃

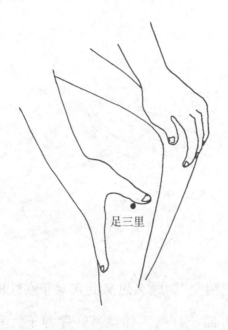

足三里

肠蠕动有力而规律，并能提高多种消化酶的活力，增进食欲，帮助消化。在神经系统方面，可促进脑细胞功能的恢复，提高大脑皮质细胞的工作能力。每天按压足三里10分钟，能减轻工作压力，缓解疲劳，对身体的补益功效不亚于吃一只老母鸡，同学们可以多按按。

三阴交：三阴交被称为女人的穴位，古代医家称为"妇科三阴交"，它位于小腿内侧，足踝骨的最高点往上3寸处（自己的手横着放，约四根手指横着的宽度）。所

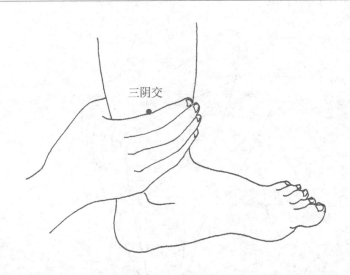

三阴交

谓"妇科三阴交"，顾名思义此穴对于女性的常见病甚有疗效，有助于打通人体淤塞，保养子宫和卵巢，还有调月经、除斑、祛皱、祛痘，治疗皮肤过敏、皮炎、湿疹的作用。

按揉时，将拇指直立放在穴位上，先向下按压10～15次后再改为点揉法，每次1分钟左右，休息片刻后继续。对于三阴交穴的按揉，不要指望一两天出效果，一定要长期坚持才能看到效果。

另外，如果在按摩过程中感觉用手指按揉比较累，可以用经络锤敲打，或者用筷子头按揉，效果也一样。女同学如果有腹痛、月经不调等难言之隐的时候，可以自己给自己按一按，有些人会收到意想不到的效果。

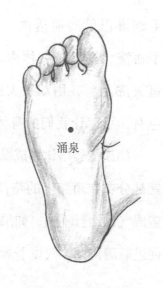

涌泉

涌泉穴：涌泉穴为肾经之首，位于足底，在足掌的前1/3、弯屈足趾时的凹陷处。《黄帝内经》中说："肾出于涌泉，涌泉者足心也。"意思是说：肾经之气犹如源泉之水，来源于足下，涌出灌溉周身四肢各处。而肾又是人体的先天之本，所以涌泉穴在人体养生、防病、治病、保健等各个方面都起到重要作用。

俗话说："三里涌泉穴，长寿妙中诀；睡前按百次，健脾益精血。"人类的足底部含有丰富的末梢神经网，以及毛细血管、毛细淋巴管等器官，它与人体各个系统、组织、器官有着密切的联系。通过对涌泉穴的推搓可以加强它们之间的相互联系，有效地改善局部毛细血管、毛细淋巴管的通透性，和有节律的运动性，从而促进了血液、淋巴液在体内的循环，调整人体的代谢过程。每天洗足后，用双手大拇指摩搓两足底涌泉穴 10 分钟左右，可以让我们的身体更加强健。

如果把经络比喻成纵横交错的交通网络的话，那穴位就是分布在道路上的路口。这些路口容易出现交通拥堵，造成气血运行不畅，如果时不时地疏通一下，那便能起到促进脏腑协调、气血平衡的养生效果。

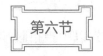

第六节

实用推拿方法，为我们专心 学习保驾护航

对于学生一族来说，要想学习好，先得身体好。美国一所大学运动心理学中心曾专门做过一项实验，他们在对5所中学的1200多名学生进行研究后发现孩子身体越强健，考试分数越高。

现在的学生们学业压力大，大家都拼命地你追我赶，生怕自己生了病，耽误了学习的时间，甚至面对头疼脑热的小毛病也是一再坚持。其实，如果掌握中医推拿这一秘密武器，我们就可以轻松处理这些问题，无须再为疾病烦忧。那具体有哪些生活中常用且实用的推拿方法呢？下面咱们就一一介绍。

眼睛疲劳：长期伏案学习，眼睛会疲劳，干涩，甚至伴有眩晕。此时可以通过按摩迅速解除眼睛疲劳。操作方法是，端正坐姿，先以中指指腹端轻压眼球 3 次，每次 20 秒钟，以酸胀感为度。再以拇指指腹端分推上下眼睑 30 次，分推眼眶 30 次；最后用中指指腹端点按四白、瞳子髎、睛明、天柱穴各 30 下。

四白穴位于眼眶下缘正中直下一横指处。取穴时目正视，瞳孔直下，当眶下孔凹陷处；瞳子髎在面部，目外眦外侧 0.5 寸凹陷中；睛明穴位于面部，目内眦角稍上方凹陷处；天柱穴位于后头骨正下方凹处，也就是颈脖子处有一块突起的肌肉（斜方肌），此肌肉外侧凹处，后发际正中旁开约 2cm 左右即是此穴。

失眠：很多学生临近考试就焦虑失眠，这是因为高强压力下产生了神经衰弱。这里有一个治疗失眠的推拿小妙招，大家晚上入睡前操作一番想必一定能帮助你们尽快入睡。

先取坐位，全身放松，全神贯注。双手握拳伸于背后，用拇指关节沿脊柱旁两横指处，自上而下慢慢推按，约 15 ~ 20 次。再用右手中间三指摩擦左足心涌泉穴 20 ~ 30 次，随后换成右足心按同样步骤再做 1 次。

做完上面这个动作，大家就可以脱衣仰卧于被窝内，不过还没有结束。接下来双目自然闭合，分别用两手中指端轻轻揉按太阳穴，用两手拇指端揉按风池穴，手掌根部轻轻拍击头顶囟门处，用两手拇指螺纹面沿两侧颞部由前向后推摩。每个动作都操作 15 ~ 20 次即可。最后，我们将两手移至下腹部，然后用手掌大鱼际徐徐揉按丹田。或许到这一步时，我们按着按着就睡着了。

便秘：便秘是指大便秘结不通，排便时间延长，或虽有便意而排便困难，长期久坐、胃肠燥热是学生群体罹患便秘的主要因素。

取仰卧位，用掌根按揉中脘、大横、关元穴各 1 分钟，以增强胃肠蠕动；再用掌摩法以肚脐为中心顺时针方向摩腹部 60 次（可以找同学帮忙完成）。按摩腹部局部可促进肠道蠕动，通过清热通腑，顺气导滞，以治本病之本，达到通便的目的。

颈椎病：颈椎病本来是发于 40 ~ 60 岁的"老年病"，

但现在越来越年轻化。对于学生来说，埋头苦读固然重要，如果年纪轻轻就得了颈椎病，那就得不偿失了，所以一定要注意劳逸结合，课间休息的时候可以做一些有助于缓解颈椎疼痛的推拿方法。

首先推拿颈椎，要两个人搭配进行。被推拿者取坐位，操作者立于其后，先用小鱼际自颈上部向肩部推；再用双手拇指自肩井穴向风池穴推，以局部有胀酸感、皮肤发热发红为度。

然后用双手提拿颈后及颈两侧肌肉，双手交替用力，即左手提拿时，右手放松；右手提拿时，左手放松，反复操作3分钟。再用双手拇指或小鱼际上下来回揉捏颈部两侧及肩、上肢肌肉5分钟。

随后，用一手托其下颌，一手托其后枕部，慢慢左右旋转并用力上提，听到弹响声后，按摩颈部，放松椎旁肌肉。再用双手拇指指腹从肩峰沿上肢外侧肌肉分理和拨离至腕关节，以抖法抖动其上肢2分钟。

最后，用拇指指端按压风池、肩井、肩髎、外关、少海、后溪穴各1分钟。

牙龈肿痛：牙痛又称"齿痛"，为常见的口腔疾病，俗话说"牙痛不是病，痛起来要人命"，牙痛的时候疼痛难忍，根本无法让我们专心听课。

如果是牙龈肿痛，说明是胃火炽盛引起的，"面口合谷收"，面部和口腔的疾病都可以通过合谷穴治疗，这个时候就可以向合谷穴求救了。

左手虎口打开，右手大拇指和示指按住虎口中央（合谷穴），然后适当用力刺激该穴位。接着换另一只手操作。这些穴位指压时，都应一边吐气一边按压10秒钟之久，如此反复20次。

痛经：痛经是指在行经前后或月经期，出现小腹疼痛，或痛引腰骶，甚至剧痛晕厥的病症，亦称"经行腹痛"，尤以青年女性最为多见。中医认为，痛经的主要机制是经期受寒饮冷，寒邪客于冲任，致使气血运行不畅所致，可以通过推拿的手法行气活血，调经止痛。

对于每个月月经周期较准时的女性来说，可以事先"防患于未然"，经前按揉三阴交。操作方法是用一侧手的拇指指腹，揉揉对侧三阴交穴大约1分钟左右，以自己感到有酸胀感为宜。这样能够让经血下行，在经前下腹部、腰骶部出现疼痛时操作，会让瘀滞的经血排出，疼痛也会随之消失或减轻。

感冒预防：天气骤变，父母总是忍不住叮咛要注意保暖，别感冒喽！感冒是一种常见病，如果能有效预防，能为我们省去不少的麻烦，也免去了父母的担心。

其实，我们完全可以通过推拿妙招来预防感冒，比如点压迎香穴，先用两手中指擦鼻的两侧数十次。然后用中指尖点迎香穴，即鼻翼两旁的凹陷处。先用力点住迎香穴，使之有酸胀感，再慢慢揉动该穴数十次。

此外还可以按揉足三里，足三里是补益要穴，常推拿可以强身健体，小腿外侧上端有一个突起的骨头名叫腓骨小头，在这个骨头突起的前下方约3个手指宽处即是足三里穴。先用力点住该穴，使之有较重的酸胀反应，然后用指慢慢揉动数十次。再用另一只手点揉另一侧的足三里穴。

胃病：学业压力大的时候时常废寝忘食，吃饭不规律，这样对脾胃不好，所以一些学生早早就犯了胃病。

中脘穴是治疗胃肠疾病的首选穴位，它位于胸骨下端和肚脐连线的中央，大约在肚脐往上一掌处。胃痛、胃胀、胃部不适的时候，可以按摩中脘穴。按压时选择仰卧体位，放松肌肉，一面缓缓吐气一面用指头用力下压，6秒钟后将手移开，重复10次，就能使胃痛感到缓解；饭后休息的时候我们还可以平躺在寝室的床上，双手叠掌置脐下腹部，以脐为中心顺时针方向按摩，约3～5分钟，可以帮助消化，预防胃病，一般宜在饭后30分钟进行。

身体是革命的本钱，想要学习好就必须有健康的身体，生活中掌握一些推拿治病的小知识，可以很好地避免被疾病困扰，为学习保驾护航。

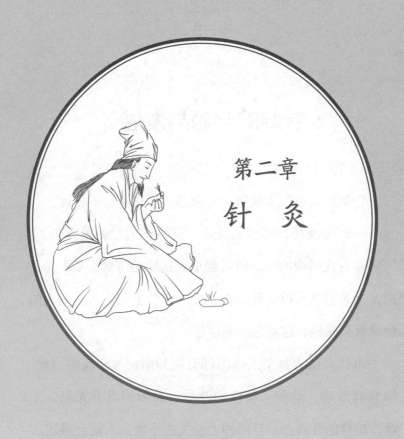

第二章

针 灸

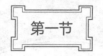

第一节

针刺的起源与发展

中医治病有三大法宝：一碗汤、一炷灸、一根针。

"汤"是汤药，"灸"是艾灸，这"针"自然就是针刺了。

在古代影视剧中，时常能见到这样的情景。某人患了病，大夫们拿几枚银针，在相应的穴位上刺下去，病人的症状就会减轻，这就是针刺疗法。

古代人认为每个人体内都有阴和阳两种相反的力量。阴具有黑暗、潮湿、雌性的性质，而阳则具有光亮、干燥、雄性的性质。一旦两种力量失去平衡，人就会得病。

针刺是通过使能量进入或离开人体的方式，使阴阳两者恢复平衡。其方法是在人体的特定穴位，用很细的针刺入人体相应的部位。

同学们不要小看了这一枚小小的银针，它的历史可谓是相当的久远和厚重。据考证，自人类诞生之始，它就一直伴随人类与疾病斗争的过程，走过了灿烂的文明史。

针刺法在古代又称为"砭刺"，砭刺即为砭石刺病。在远古时代，当人们发生某些病痛或不适的时候，会不自觉地用尖锐的石器按压疼痛不适的部位，发现通过刺激某些部位可以使症状减轻或消失。于是，便将石头打磨成尖锐的形状专门用来治疗疾病，砭石也因之而生。这些经过磨制的原始工具，就是"针具"的雏形。

1963 年，在内蒙古多伦旗头道洼新石器时代遗址，还出土了一根长 4.5cm 的石针，经考古学家鉴定，这枚石针距今至少有 4000 年以上。怎么样，咱们的祖先厉害不？

后来，随着社会生产力的发展，在石针之外，又陆续出现了用骨头打磨的针具，用竹子打磨的针具等。但到这个时候，真正意义上的"针具"尚没有完全形成。

直到夏、商、周时代，随着冶金术的发明，青铜器广泛应用，这时金属针具才真正出现。在当时的历史书籍中，还专门有伏羲制九针的传说，说明那时金属针具已经存在。之后，随着春秋时代铁器的出现，砭石才逐渐被九针取代，也标志着针具的真正形成。《左传》中，还专门有一篇扁鹊用针灸帮虢太子起死回生的轶事。

伴随着针具的发展，针刺理论也更为丰富和系统。《黄帝内经》中对针刺、艾灸的论述和总结，为针灸学理论的形成打下了坚实的基础。

到了晋代，医学家皇甫谧潜心钻研《黄帝内经》等著作，撰写成《针灸甲乙经》，书中全面论述了脏腑经络学说，发展并确定了349个穴位，并对其位置、主治、操作进行了论述，同时介绍了针灸方法及常见病的治疗，是对针灸学术的全面总结，是历史上第一部针灸学专著。

宋代的时候，著名针灸学家王惟一编撰了《铜人腧穴针灸图经》，考证了354个腧穴，并将全书刻于石碑上供学习者参抄拓印，他还铸造了2具铜人模型，外刻经络腧穴，内置脏腑，作为针灸教学的直观教具和考核针灸医生之用，促进了针灸学术的发展。

进入21世纪以后，随着科学技术的不断发展，针灸进一步发展，针具的品种也亦趋多样，电针、光针、磁针等相继问世，继续为服务人类健康事业发光发热。

现在，中医针刺疗法的影响波及全球，在国际上掀起了一股持久不衰的"针灸热"，不只在日本、韩国、东南亚，在遥远的欧洲、美国、澳大利亚，到处可见挂着中国牌子的针灸治疗馆。所以，中医的针刺疗法看似只有一枚银针，但这枚银针的历史之旅其实就是我国中医药传统文化璀璨发展的过程，就是我国人民与疾病抗争的智慧结晶。它，值得我们自豪和骄傲。

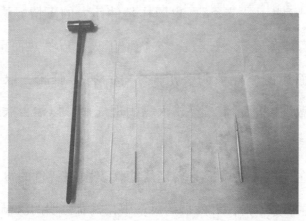

梅花针（左一）和其他不同型号的针

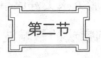

艾灸从何而来

如果西方的普罗米修斯给人类带来了"火种"是一件伟大的事情,那在古老的东方,中医圣贤们以火为"引"发明了"艾灸",也同样是件伟大的事情。清·吴亦鼎《神灸经论》记载:"夫灸取于火,以性热而至远,体柔而用刚,能清阴翳走而不守;善入脏腑,取艾之辛香做炷,能通十二经,入三阴理气血,以治百病效如反掌。"

在许多人眼中,艾灸是最能代表中医特色的符号之一。在形成、应用和发展的过程中,具有鲜明的汉民族文化与地域特征,是基于汉民族文化和科学传统产生的宝贵遗产。

艾灸的起源可以追溯到远古时期,《素问·异法方宜论》载:"其地高陵居,风寒冰冽,其民乐野处而乳食,脏寒生满病,其治宜灸焫。"

居住在北方的人民因为气候寒冷,容易受寒,寒性凝滞于内脏而生胀满等疾病。在长期生活实践中就发现利用燃烧草药熏灼特定部位可以起到缓解病痛的效果,这种经验积累得多了,便逐渐从无意识转为有意识的行为。于是,烧灼治病的灸疗法便慢慢被人类发现了。

在起初,用来实施灸法的草药很多,《五十二病方》中就记载了用芥子泥、蒲席、梓叶实施灸法的病历,艾草只是其中之一。但随着医学的不断发展,艾草渐渐从众多草药中脱颖而出,并最终取代其他药物,成为艾灸的唯一原料。

艾草在古时又称"冰台",《尔雅·释草》中明确说:"艾,冰台。"什么是冰台?"冰台"是古代用太阳取火的器皿,即将冰块削成圆形,举起来对着太阳,然后用艾草放在聚光处,很快便会被点燃。

后来,咱们的祖先又学会了用凹面铜镜来替代圆冰，被称为"阳燧"，但用来引燃的媒介依然是艾草。因为艾草的易燃性，这就令古人将"艾草"与"火"联系在一起。在古人的眼里，火是极为神秘的力量，可以用来驱逐凶恶疫鬼，病邪自然也不例外。而艾草与火关系密切，所以认为艾草也传承了火的属性，艾草就成了辟邪的象征。

当然这种联系只是古人的唯心思维，并不能直接导致艾草在灸法中的广泛运用。最重要的是艾草本身具有很高的医疗价值。古语云：家有三年艾，医生不用来。《本草纲目》中称"艾叶能灸百病"，而现代研究证明，艾叶可通气血，温经络，在提高机体免疫力的同时，还具有抗菌、抗病毒的功效，所以这就像是古人所用的"抗生素"。同学们都知道，每逢端午节前后，家家户户会在门口挂上艾草，用来驱除疾病，扫除瘟疫。屈原的《离骚》中有"户服艾以盈腰"的诗句，由此可见当时楚国人已有把艾草挂在腰间防病的风俗。

正是在千百年来劳动人民长期实践的基础上，艾草才和灸法紧密结合在一起，以至于"艾灸"这个名词直接替代了"灸法"。

总之，针刺和灸法是我们中华民族五千年来与疾病抗争的智慧结晶，2006 年被国务院列入第一批国家级非物质文化遗产名录，值得我们去深入挖掘，进而发扬光大。

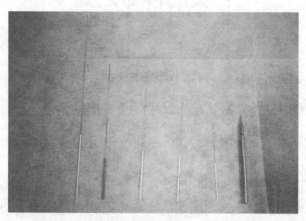

毫针（左边 5 根）和三棱针（最右边）

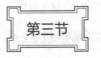

针灸的神奇之处

毛主席曾有句名言，他说中国除了四大发明外，还有两大发明对世界有贡献，其中一个发明就是针灸。针灸和唐诗宋词一样是中华文化的一部分，凡是炎黄子孙没有不知道针灸的。

现代社会，人们生了病第一个念头便是吃药，可是在古代，大家的首选却是针灸。

给同学们讲个故事：唐高宗时期，皇上有次得了头痛病，坐立不安，惊动了朝野，遂急召侍医秦鸣鹤诊视。秦鸣鹤诊治后对皇上说："皇上的病没有什么大碍，我只要在您头部针刺两个穴位，放放血就好了。"

但是一旁的皇后一听，当即大发雷霆，认为秦鸣鹤这样是损害皇上的龙体，对皇上是大不敬，对秦鸣鹤训斥道："真是该杀！你竟敢把皇上的头刺出血！"

秦鸣鹤一想，这个病没法儿看了，立时跪倒叩头请罪。不过，唐高宗对秦大夫十分信任，加上自己头痛难忍，便说："就照你说的办，未必不好。"于是，秦鸣鹤站起来，取出针，准确刺了百会、脑户二穴，微微出了点血，皇帝头痛立刻止住了。

不用吃药就能治好病，针灸真的这么神奇吗？针灸和推拿一样，它最重要的是靠激发人体经络来调和阴阳、扶正祛邪，从而达到治愈疾病的效果。我们知道，人体是一个非常精密、非常高级的生物体，而且自愈能力非常强大，很多疾病不打针、不吃药，完全可以自我康复，比如说人体的某一部位不小心被小刀子划破了，人体会通过它的调节机制让伤口自己痊愈，不需要治疗的。而针灸疗法，就是通过对经络的刺激，进而提升人体的自愈能力。

有人说，人体的经络就像是电脑的网络，四通八达，却也看不见、摸不着，但对于电脑高手来说，通过解密网络，就可以远隔千里进入别人的电脑，修改、删除、重建，甚至窃取别人电脑的各种信息。确实如此，经络是个谜，又是个奇迹，它描绘了一幅现代医学看不见摸不着的一套人体完整的气血图。这幅图对人类健康有着极大的影响，它甚至能主宰人类的生老病死，中华民族几千年来就是靠着中药和针灸来维系着健康的。

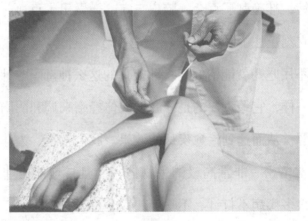

针刺操作

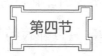

第四节

针灸是如何进行虚补实泻的

中医有一个重要的治疗法则，即"虚则补之，实则泻之"。补法，是泛指能鼓舞人体正气，使低下的功能恢复旺盛的方法；泻法，是泛指能疏泻病邪，使亢进的功能恢复正常的方法。简单理解，就是身子虚的时候以补为主，身子实的时候以泻为主。通过补、泻的手段，进而使机体恢复到整体平衡的和谐状态。

很多人认为，"虚则补之，实则泻之"是药物治疗的法则，其实，对于针灸疗法依然适用。《灵枢·九针十二原》说："虚实之要，九针最妙，补泻之时，以针为之。"

对于药物来说，"虚则补之，实则泻之"很好把握，因为药物都有不同的药性，补药泻药一看便知。但对于针灸行虚补实泻则全在穴位上，古代医家在长期的医疗实践中，创造和总结出了不少的针刺补泻手法。

一般来说，以顺时针方向旋转针具为主的时候是补法，逆时针方向旋转为主的时候是泻法；若是两手同时捻转，则左手持针顺时针方向捻转为主的时候是泻法，逆时针方向为主的时候是补法。在捻转的力度上，若是补法则顺时针方向的捻转力度较大，逆时针方向的捻转力度较小；泻法则相反。在捻转的角度上，若是补法则顺时针捻转的角度稍大，逆时针捻转的角度较小。

在进行提插（针灸操作时的一种手法）的时候，下插为主的时候是补法，上提为主的时候是泻法。在力度上，下插时用力较大、上提时用力较小者是补法，反之是泻法。下插速度较快，上提速度较慢是补法，下插速度较慢，上提速度较快则是泻法。

另外，对于虚实不太显著或虚实兼有的病症，临床上多采用平补平泻，针灸得气后施用均匀的提插捻转手法即可。

当然，针灸是一门十分高深的学问，这里所讲的补泻手法只是简单介绍，并不是全部，将来立志学习中医的同学们，等上了大学、当了医生，可以深入钻研其中的奥义。

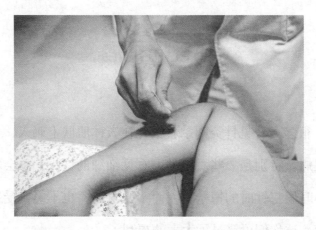

针刺操作

第五节

扎针痛不痛

很多人看见针灸师拿着银针在人体肌肤上刺入，会觉得很痛。特别是一些女同学，看见细细的针头，总会联想起小时候打针时的情景，因而宁愿吃药，也不愿接受针灸治疗，这你们可错过了大大的福利了。

扎针时到底痛不痛，又到底是什么体验呢？其实，针灸针刺时一点也不痛，入针的感觉就像是被蚊子叮咬了一下，完全在一个人的承受范围之内。而且入针后，刺入的穴位处会产生一种"酸、麻、胀、重"的感觉，这会让病人感到很舒服。中医把这种感觉称之为"得气"，也叫"针感"。

《灵枢·邪气藏府病形》上说："必中气穴，无中肉节。

中气穴则针游于巷，中肉节即皮肤痛。"穴位中气血充足，如果得气入穴就像针尖游走于街巷之间，只要不"撞到南墙"就不会产生疼痛感，但如果刺中了肌肉，就会产生疼痛。所以，若是刺得非常痛，就说明针刺点不在穴位上。

《灵枢·九针十二原》载："气至而有效，效之信，若风吹云，明乎若见苍天。"得气是针灸疗效与预后的标准。因此，针灸治疗时，还必须产生轻微的疼痛感，针刺得气说明扎针后效果必然好，若不得气，疗效必然差，或者是预后差。但这种疼痛感并不令人排斥，反而会使

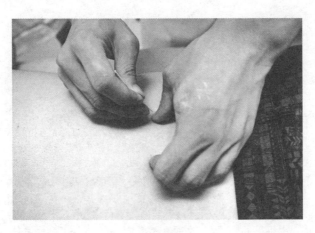

针刺操作

人舒服。

当然，针灸是否疼痛，还与针灸师的医技水平有密切关系，手法熟练的医生，疼痛会很少，甚至感觉不到。所以，同学们或者家人如果选择针灸治疗的时候一定要去正规的中医院，自己更不要轻易尝试。

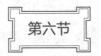

第六节

艾灸虽好，并非人人适宜

你给虚弱的人送一碗参汤是雪中送炭，而给气血充足的人送一碗参汤却是火上浇油。人参是珍贵的补品，但并非人人都适合享用，用的不妥当，人参亦能伤人。

同理，艾灸虽好，并非人人适宜。艾草属纯阳植物，能够温通经络、祛寒除湿，补益人身阳气。再借火的纯阳之力，温阳效果更佳，特别适合身体疲惫、虚弱、怕冷的亚健康人群，以及阳气渐虚的中老年人。但是，按照中医"热则寒之，寒则热之"的治则治法，如果本身是体热的人，进行艾灸疗法，显然是违背了这种治疗法则。

生活中同样的气候环境，有些人易患病，有些人不易患病，这是因为每个人的体质不一样。阳盛体质的人多身体强壮，声高气粗，平素喜凉怕热，神旺气粗，口渴喜冷饮，尿黄便结，病则易发高热。阳盛体质的人本应滋阴，而不是再继续温阳，所以也不适宜艾灸疗法。

除了阳盛体质，阴虚体质也不适宜艾灸，阴虚体质的人身体较瘦，面色多偏红或有颧红，常有灼热感，手足心热，口咽干燥，多喜饮冷，唇红微干，冬寒易过，夏热难受。阴弱则阳盛，阴虚体质的人，身体内的阳气就会相对亢盛，这个时候如果艾灸治疗，就会起到对阳气"扇风助火"的作用，进一步加剧阴虚状态。

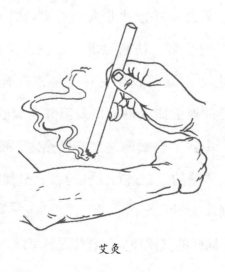

艾灸

　　另外，皮肤过敏者、孕妇、女性月经期间也不宜艾灸，如果在艾灸中，突然出现头晕、眼花、恶心、心慌出汗、颜面苍白等症状时，也应立即停止施灸，开窗通风，更严重的要及时送医院救治。

第七节

简单实用的艾灸保健法

咱们的先人自古就有用艾草预防疾病的习俗，每逢端午节时候，总会家家户户插艾草，或者直接焚烧艾草，以烟雾熏透房屋，达到驱除瘟疫的目的。现在，自然没人会用艾草熏房间，不过倒是有一个艾灸的方法可以强身健体，预防疾病。

这个方法非常简单，只需要先确定出神阙、关元、足三里3个穴位，将点燃的艾条悬于施灸部位之上。神阙在腹中部，也就是肚脐中央，有温补元阳、健运脾胃、复苏固脱之效；关元穴位于下腹部，前正中线上，当脐下约三指的部位，有培补元气的作用；足三里是养生要穴，位于小腿外侧，膝盖骨下面，约四横指宽的部位就是足三里。该穴具有调理脾胃、补中益气、通经活络、疏风化湿、扶正祛邪的作用。如果有的同学感觉身体比较虚弱，不妨用此法一试！

中医有句名言叫"若要身体安，三里常不干"，意思是要想保持身体健康，就要经常灸足三里穴，因古代多用直接灸，灸后要发灸疮，故有三里常不干的说法。

艾灸的时候身体要充分放松，或坐或卧，充分暴露穴位，一般艾火距皮肤约3cm，灸5～10分钟，可使皮肤有温热感而不至于烧伤皮肤，以红晕为度。

同学们需要注意的是，艾灸后不要马上用冷水，多喝温开水，以助器官排出毒素。如果艾灸时，皮肤微红、灼热，这属于正常现象，无须处理。如因施灸过量、时间过长，局部发热、发痛，出现小水疱，大家也不要紧张，只要注意不擦破，可任其自然吸收。其次，艾灸要掌握"度"，以感觉舒服为宜。如果艾灸后感觉不舒适或是心里烦躁，则需要停一段时间。

最后还需提醒一点，因为艾草是一种极其易燃的东西，大家自行施救后残留的艾条或者是艾炷一定要保证熄灭，防止复燃，以免引起火灾。

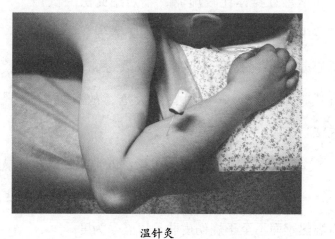

温针灸

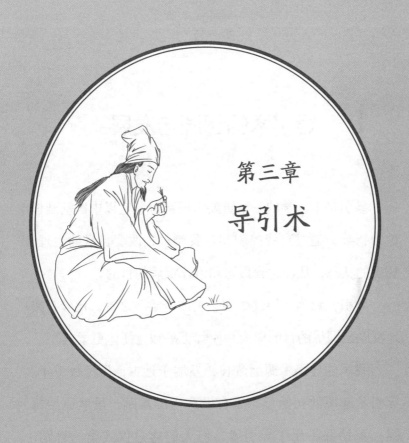

第三章

导引术

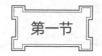

导引术的起源与发展

导引是中医学的一个重要组成部分，它以中医基础理论为指导，通过自我控制和自我调整，改变自身的生理、病理的状态，从而达到预防和治疗疾病的目的。

导引，意为"导气令和，引体令柔"之意，比较直接地反映出锻炼的目的即为"使气更平和，使体更柔软"。

我国的导引术源远流长，发端于远古，历经数千年。导引术起源的初始形态是自发产生的舞蹈，虽然原始舞蹈一开始并不属于导引术，但人们通过仪式类的舞蹈，却是在客观上对身心产生了积极的影响，甚至可以治愈某些疾病。

史书记载："中央者，其地平以湿……固导引按跷者，亦从中央出也。"在中国古代,黄河中下游地区时常发生水灾,空气湿度大,冬季天气寒冷,所以古人身体上很容易产生"郁阏而滞著,筋骨瑟缩不达"等病症。这就促使人们思考和寻找解决问题的途径,于是人们便从原始舞蹈实践中得到了灵感,并专门"作为舞以宣导之",由此严格意义上的导引术便应运而生了。

"户枢不蠹,流水不腐"这个成语想必同学们都知道,但是与它相关的一个典故就不一定了解了。东汉时期的名医华佗,有一次看到一个小孩抓着门闩来回荡着玩耍,便联想起"户枢不蠹,流水不腐"的道理,认为人体气血经络也要像"户枢"那样经常活动,就会增进健康,不易生病。于是参照当时古人锻炼身体的"导引术",创造一套"五禽戏"。模仿虎、鹿、猿、熊、鸟5种动物,通过这一系列的运作,达到清利头目、增强心肺功能、强壮腰肾、滑利关节的效果,可以说这是古代医家首次将中医理论与导引结合付诸实践。

正如华佗所说:"体有不快,起作禽之戏,怡而汗出……身体轻便而欲食。"五禽戏不但能强身延年,还具有祛疾除病的功效，到今天依然应用于中风后遗症、风湿性关节炎、类风湿关节炎、骨质增生症、脊髓不全性损伤等患者的康复治疗。

魏晋隋唐时期，古人对导引术的认识更加客观和全面，东晋著名道教学者、著名炼丹家、医药学家葛洪，率先对导引术进行讨论。他一方面肯定了导引术对强身健体的特殊作用，另一方面又否定了导引术为长生成仙之要术，这在当时社会具有显著的进步意义。

不过，此时导引术依然是在民间流传，并没有得到官方认可，直到公元610年。这一年，有一个叫巢元方的太医令发表了中华医学史上最早也是最完整的一部中医病理学专著——《诸病源候论》。这本书除了论述了各种疾病的病因病机及证候变症，而且还详细描述了导引法200余条，以及对应所治疗的病症。例如治疗大便不通，其记载的治疗方法是"龟行气，伏衣被中，覆口、鼻、头、面，正卧，息息九道，微鼻出气。"寥寥14个字，把调形、调息要领说明无遗。

古人"辨证施药"，而巢元方"辨证施术"，可谓是将导引术正式作为医疗手段之一推广施行，因为当时巢元方太医令的特殊地位，所以《诸病源候论》完全可以看作是政府的医疗行为。可以说巢元方是集数千年医学导引术成就之大成者，也是今日"导引学"最早的领路人，导引术正式成为中医传统治疗方法之一。此后，导引术作为经济、实用、简便、易学的强身健体之术一直在老百姓群体中经久不衰。

此外，这里要纠正一个错误的认识，大家提起"导引术"就认为导引术就是坐着不动，就像一些武侠类影视作品中所表现的打坐静守。其实不然，导引术又分动功与静功两大类，除了通过使意识处于似睡非睡、似醒非醒的特殊状态以调整身心的静功外，像"五禽戏""八段锦""太极拳"这样的动态运动，也属于导引术。但无论静功还是动功，都离不开调心、调息、调身这3项练功的基本手段，也就是意守、呼吸、姿势3个环节。静则生阴、动则生阳，动静兼练，"三调"结合，于是阴阳调和，祛病延年。

现在，随着健康意识提高，许多人加入了导引术养生的大军，但同学们一定要将练习导引术与一些宣扬特异功能的邪教区别开，要用现代科学的有关知识来认识导引术，不要被心怀叵测的个人或组织所利用。

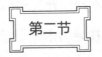

练习导引术最重要的是要做到 "三调合一"

在 20 世纪八九十年代，中医导引术曾一度受到民众的推崇，著名科学家钱学森教授自从青年患严重的肠伤寒后就开始练导引术恢复身体，一直坚持到晚年。

导引术是着眼于"精、气、神"进行锻炼的一种养生术，它通过调身、调息、调心等方法以调整精、气、神的和谐统一，从而达到身心合一、天人合一。

导引术流派众多，形式多样，但总归起来，离不开"调身、调息、调心"这 3 个要素。"调身"指的是对身体姿势、动作的调节；"调息"指的是对呼吸的调节，呼吸快慢、气息深浅、呼气或吸气时配合发出某种声音等，都属于调息的范畴；"调心"是指对思维意识活动的调节，使我们的思维意识进入到一种特定的状态。

现代医学认为，在导引术练习过程中，通过调身可以使全身的肌肉骨骼放松，使中枢神经系统，特别是交感神经系统的紧张性下降，从而可以使不良情绪得到改善；通过调息可以使膈肌上下活动范围增加，从而加大按摩五脏六腑的深度与广度，促进脏器血液循环，增进器官自身调节功能；通过调心可以增加入静时对大脑皮质的调节作用，使大脑皮质细胞得到充分的休息。

中医导引术练习就是要把这"三调"完美地融合在一起。身体骨骼强劲、呼吸均匀充沛、心态宁静致远，这不正是健康的完美状态吗？

从这一角度来看，现代的瑜伽也要求形体、呼吸、心意合一，所以广泛来说，瑜伽也属于导引术，区别只在于它产自印度。

当然，"三调合一"也是中医导引术与体育锻炼的根本区别。有同学会问，体育锻炼同样可以通经活络、充沛气血，为什么不属于中医导引术？就是因为体育锻炼并没有做到身体、呼吸和心态的和谐统一。体育锻炼追求的是外在结果，比如打篮球就是为了把球投入篮中，跑步就是达到终点。而中医导引术追求的则是内在和谐，目的是调动和平衡体内能量的运行达到"阴平阳秘"的状态。

生命是一个漫长的历程，我们对健康的追求不应局限于某日某天或某个阶段的得失，而应注重从出生到成长一直到死亡，整个过程的身心协调统一。所以，中医导引术是一个渐进的过程，坚持、专一练习是导引术养生的法宝，应该贯穿于人们生命的全过程，切忌半途而废，随意更改功法。

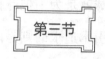

中医导引术的分类

一花独放不是春，万紫千红春满园。

中医导引术自发展至今，形成了许多流派。从练习的特征来看，可以分为吐纳派、存想派、静定派、周天派、导引派；从"三调"的侧重来看，可分为调息为主、调身为主和调心为主三大类；从练功的体态来看，可分为站功、坐功、卧功、行功；从练气的功用来看，分武术、杂技中的硬导引术，养生、防病的软导引术等。

面对众多的流派，初学导引术的人往往觉得眼花缭乱，无所适从。如果将所有流派按不同标准归纳一下就很容易从总体上加以把握。

万变不离其宗，中医导引术概括起来只分为"静功"

和"动功"两类。

　　静功，顾名思义就是以静止为主，主要从入静、存想、吐纳等入手，没有明显的肢体运动。武侠类影视作品中，常常出现一些高手打坐练功的场景，就是静功的一种形式。不过，静功并不是真的静止不动，而是要讲究"外静内动，调理心神"。

　　虽然在外在形式上，身体保持静止状态，但是体内气息和神识却是无时无刻不在有规律地活动，比如以调心为主的功法，即从意守、存想、入静等操作入手，神识思维和大自然达到高度统一；以调息为主的功法，则多从吐纳、服气、行气等操作入手，通过吐故纳新来调整人体的脏腑功能，武学上讲的"内练一口气"，这口气便是体内的气机运动。

　　动功，顾名思义就是"外练筋骨皮"，主要通过躯体、四肢的运动，活络关节、强健筋骨、促进气血的流动和脏腑功能的增强。古人自古就识得"流水不腐，户枢不蠹"的道理，认为生命在于运动，所以形成了五禽戏、八段锦、太极拳、易筋经等动功导引术。

由于动功都有看得见、摸得着的形体动作，故在一般民众的心目中，其受欢迎的程度高于静功。不过和静功相反，动功讲究的是"外动内静，强健形体"，就是不论外形如何潇洒奔放，内心一定要保持气息和心态的平和。你看那些多年练习太极拳的人，浑身透着一种形神兼具的气质，就是因为做到了"调身、调息、调气"的三调合一。

当然，在现实中动功和静功并不是截然分开的，还有许多导引术功法兼顾了动功和静功的特点，做到了动中有静，静中有动。

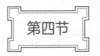

中医导引术——八段锦

八段锦是我国传统的优秀导引方法，因为功法分为 8 节，故称八段。其动作精美华贵，如丝锦般连绵不断，故又以"锦"命名。

给同学们讲讲宋代著名的学者朱熹与八段锦的一段趣事：《参同契》在古代被奉为经典的养生著作，朱熹十分推崇，曾花了数十年认真研读。而他身边有一个朋友，不读《参同契》，但每日专心练习八段锦，到晚年的时候，朱熹身体已尽显老态，但坚持练习八段锦的那个朋友却身体康健，不像个老年人。所以朱熹就感慨自己看起来高大上的《参同契》，不如朋友的八段锦。

我们常说"生命在于运动"，而八段锦就是中医导引术中的"动功"，通过舒展筋骨、疏通经络，可以行气活血、斡旋气机，从而达到养生保健、防病治病的作用。现代研究证实，练习八段锦可以加强血液循环、改善神经体液的调节功能，对腹腔脏器有柔和的按摩作用，对神经系统、心血管系统、消化系统、呼吸系统及运动器官有良好的调节作用，是一种较好的强身健体功法。

那这个好的锻炼功法应该如何操作呢？下面我们就以现在流行的"站式八段锦"为主，做一个详细的介绍。

首先我们要找一个环境幽静，方便练习的地方，比如公园、健身广场等。然后自然站直，全身放松。左足外开到两足与肩同宽，微微弯曲，全身放松，双手自然下垂，含胸拔背。我们想象一下自己正置身于郁郁葱葱的林木之中，均匀轻松地吐纳自然界清新的空气，口齿轻闭，脸露微笑，心神宁静，意守丹田。

等到预备式结束，接下来就该步入正轨了。所谓"八段锦"，自然是分8节，它们依次是：

两手托天理三焦，左右开弓似射雕。

调理脾胃须单举，五劳七伤往后瞧。

摇头摆尾去心火，两手攀足固肾腰。

攒拳怒目增气力，背后七颠百病消。

两手托天理三焦：两手插掌，掌心向上，双手拇指接连，两腿缓缓伸直，双手自体侧缓缓举至头顶，转掌心向上，用力向上托举。在托举过程中要缓缓吸气，全身伸直，直至托到不能再高时，便闭气停顿，维持此舒展动作数秒，然后吐气。注意托天期间脸部不应上仰，而是应眼望前方，口齿轻闭，舌抵上腭，足跟亦随双手的托举而起落。

托天状保持 5～10 秒钟，随后恢复自然呼吸，双手与身体重心缓缓下降，手臂自然向两边松垂下来，两腿恢复微屈状，全身放松。

此为八段锦第一式，此式共做 8 次，完成后稍歇一会儿，再做下一式。

左右开弓似射雕：自然站立，左足向左侧横开一步，身体下蹲成马步状。马步站立尽量做到"三平"，即小腿与地面垂直，大腿与小腿连成直角，身背又与大腿垂直。双手虚握于髋骨两侧，然后自胸前向上画弧提高至与乳平处。

右手向右拉至与右乳平，与乳距约两拳许处，意如拉紧弓弦，开弓如满月；左手向左一直伸展，同时目视左前方，如射大雕状，意如弓箭在手，伺机而射。稍停顿后，随即将身体上起，顺势将两手向下画弧收回胸前，并同时收回左腿，还原成自然站立。

此为左式，稍歇一会儿后，再换向右方反式做一遍，如此左右各做8遍。注意向左右用暗劲顶时，伸直的手臂不能弯曲或来回收缩，始终用的是暗劲，从外表上看不出来。

调理脾胃须单举：全身放松，自然站立，两足分开与肩同宽。右手掌心向上，向上慢慢托举；左手掌心向下，向下慢慢按压。右手托到头一侧时，掌心自然向外翻转，逐渐上举如"托天"状，手臂一直伸到不能再伸时，左手相应往下按压，中指尖自然指向前方，压到不能再压时，腰带动上半身向左转，转到不能再转时，两手用暗劲一个向上举，一个向下压，同时两眼用力瞧右脚跟。这样举、压、瞧一套动作，连续做8次。

举按数次后，左手沿体前缓缓下落，还原至体侧。随后，两手松回，上半身也转正，同时全身松一口气，稍歇片刻，再换过左手举，右手压。如此反复左右侧各做8遍。需要注意的是，做这两段动作时，两腿始终是站直的，不能稍弯曲，腰也不能来回扭动，而是始终朝一个方向转。

五劳七伤往后瞧：双手自然下垂，宁神调息，气沉丹田。左手掌心向上抬至胸前，右手往后，手背贴向背部脊柱第2腰椎棘突下凹陷处，也就是命门穴。

由两手提起时开始要一直吸气，左手至胸前反转再向上，尽量伸直掌心向天，指尖向右，腰身同时向右转，不要用腰胯迁就，尽量用头向后180°望，吸气至满，呼气还原原位，这个动作循环做8次，再转右手上举身向右左转，再做8次完成。

摇头摆尾去心火：两足横开，双膝下蹲，成"骑马步"状态。上身尽量保持平直，稍微前探，眼睛平视前方，双手反按在膝盖上，双肘外撑。

以腰为轴，将躯干画弧摇转至左前方，同时左臂弯曲，右臂绷直，肘臂外撑，头与左膝呈一垂线，臀部向右下方撑劲，目视右足尖。稍停顿后，随即向相反方向，画弧摇至右前方。这样反复做 8 次，即所谓的"摇头摆尾"。

做完后全身松一口气，休息片刻再进行下一个动作。

两手攀足固肾腰：全身自然站立，放松，两足分开与肩同宽。两臂平举自体侧缓缓抬起至头顶上方转掌心朝上，向上做托举。稍停顿后两腿绷直，以腰为轴，身体前俯，双手顺势攀足，稍停顿然后再将身体缓缓直起，双手顺势起于头顶之上，两臂伸直，掌心向前，再自身体两侧缓缓下落于体侧。

这一套动作共做 8 遍，过程中需要注意两腿始终保持平直状态，不能打弯，两臂也不能弯曲。另外，每个人身体柔韧度不同，对于缺乏运动、腰部僵硬的人，可能一开始触不到足，可以尽力为之，随着锻炼的循序渐进，这一情况就会改善。而对于身子骨软活儿的朋友，如果只让碰到足就显得太简单了，大家可以增加点难度，比如可用两手压足前的地面，或手臂稍曲，以两肘"攀足"，总之是要两腿与腰部有绷紧的感觉，这样才能达到锻炼的效果。

攒拳怒目增气力：双手握拳，紧贴腰间，拳心向上，两眼怒视前方。左拳向前方击出，顺势头稍向左转，两眼通过左拳凝视远方，右拳同时后拉。与左拳出击形成一种撑劲。随后，收回左拳，击出右拳，要领同前。如此左右各做8遍。

过程中，"怒目"不可忽视，要保证眼睛炯炯有神，这样能提起全身精神，使一身精、气、神充足，同时也锻炼了视力。

背后七颠百病消：两足并拢，两腿直立，身体放松，两手臂自然下垂，手指并拢，掌指向前。随后双手平掌下按，身体缓缓上引，足跟自然离地，引到不能再引时，用两足尖支撑全身站立，直到不能支持时，足跟缓缓着地，随即松一口气，如此共做8遍。

八段锦功法是一套独立而完整的健身功法，起源于北宋，至今有800多年的历史，是传统医学导引术中绚丽多彩的瑰宝。它无须器械，简单易学，节省时间，作用显著。同学们每天学业繁重，又缺乏锻炼的时间，经常会感到四肢无力、腰酸背痛、精神不佳，不妨试试把八段锦作为课间操，可以振奋精神，提高学习效率。

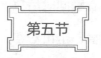

第五节

中医导引术——五禽戏

　　五禽戏是中国传统导引养生的一个重要功法，据说是东汉名医华佗有一次看见一个小孩抓着门闩来回荡着玩耍，感慨于"户枢不蠹，流水不腐"，认为身体也应该经常活动，所以才模仿虎、鹿、猿、熊、鸟5种动物创立了"五禽戏"。

　　五禽戏是一种外动内静、动中求静、动静俱备、刚柔相济、内外兼练的仿生功法，与中国的太极拳、日本的柔道相似，可以起到强身健体的作用。华佗的徒弟吴普，原本是位肩不能担、手不能提的羸弱书生。后来得到华佗的教诲，每天操练五禽戏，竟然活到了100多岁，还耳不聋，眼不花，发不白，齿不落。

五禽戏共由虎、鹿、猿、熊、鸟五部分组成，锻炼时不但要模仿这5种动物的外形动作，还要模仿它们的神气，做到外动内静，动中求静，刚柔并济，具体操作如下。

虎戏：两足分开，松静站立，两臂自然下垂，调匀呼吸，意守丹田，把自己想象成一头威猛沉静的老虎。手掌张开，虎口撑圆，第一二指关节弯曲内扣，模拟老虎的利爪，眼睛怒视前方，就像盯着一头猎物一样，重点表现出老虎的威猛气势。

随后俯下身子，两手按地，用力使身躯前耸并配合吸气，当前耸至极后稍作停顿。然后身躯后缩并配合呼气，如此反复3次左右。继而两手先左后右前挪移，同时两足向后退移，以极力拉伸腰身，可以锻炼脊柱各关节的柔韧性和伸展度。接着先抬头面朝天，再低头向前平视。最后，如虎行走般以四肢前爬7步，后退7步。

鹿戏：接虎戏中四肢着地势。吸气，头颈向左转，双目向左侧后视，当左转至极后稍停；呼气，头颈回转，当转至面朝地时再吸气，并继续向右转，一如前法。如此左转 3 次，右转 2 次，最后恢复如起势。然后，抬左腿向后挺伸，稍停后放下左腿，抬右腿如法挺伸。如此左腿后伸3 次，右腿 2 次。

熊戏：身体仰卧，两腿屈膝拱起，两足离开床席，两手抱膝下，头颈用力向上，使肩背离开床席，保持这个姿势略微停顿。然后依然保持这个姿势在床面上滚动身子，就像是黑熊在泥潭欢快地打滚。先从左肩侧滚动，当左肩一侧触及床席立即复头颈用力向上，使肩离床席；略停后再以右肩侧滚落，复起。如此左右交替各7 次。

然后起身，两足着床换成蹲式，两手分按同侧足旁；接着如熊行走般，抬左足和右手掌离床席；当左足、右手掌回落后即抬起右足和左手掌。如此左右交替，身躯亦随之左右摆动，做 3 ~ 5 分钟，身体微微发热即可。

猿戏：猴子喜欢跳跃攀登，做猿戏时，就要外练肢体灵活，内练精神宁静，以收到身心并练的效果。

既然要学习猴子跳跃的动作，我们就要提前找一个牢固的横竿（如单杠、门框、树权等），横竿的位置要略高于自身，站立手指可触及高度，如猿攀物般以双手抓握横竿，使两肢悬空，做引体向上7次。接着先以左足背勾住横竿，放下两手，头身随之向下倒悬，略停后换右足如法勾竿倒悬。如此左右交替各7次。值得注意的是，倒悬的时候一定要确保横竿的牢固程度，以免受伤。

鸟戏：自然站式，吸气时跷起左腿，两臂侧平举，扬起眉毛，鼓足气力，如鸟展翅欲飞状；呼气时，左腿回落地面，两臂回落腿侧。接着，跷右腿如法操作。如此左右交替各7次。然后坐下。屈右腿，两手抱膝下，拉腿膝近胸；稍停后两手换抱左膝下如法操作。如此左右交替亦7次。最后，两臂如鸟展翅般伸缩各7次。

鸟体轻灵、性柔，学习飞鸟就是要学它舒展飞翔的姿态，从而清心理肺，展筋拔骨。

作为我国最早的具有完整功法的仿生医疗健身体操，五禽戏对后世的导引术、武术有一定影响，不仅得以流传和发展，而且成为历代宫廷重视的体育运动之一。现代医学研究也证明，五禽戏不仅使人体的肌肉和关节得以舒展，而且有益于提高肺与心脏功能，改善心肌供氧量，提高心肌排血量，促进组织器官的正常发育，同学们在学习之余也可以经常练习，可以促进身体发育、身心健康。

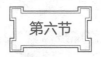

第六节

中医导引术——易筋经

看过武侠小说《天龙八部》的同学们，对"易筋经"想必非常神往吧？小说中它是无数武林中人梦寐以求的武功秘籍，被称为"武林第一绝学"，习武之人通过练习此功法，可以功力大增，称霸天下。

告诉同学们个秘密，现实中的"易筋经"根本没有武侠小说中吹嘘的那么神奇，它只是一种广为流传的导引术功法，因为强身健体、养生祛病的效果显著，所以在民众中拥有很大的知名度和影响力，那些小说家便发挥想象将其写入了小说中。

据说，这"易筋经"是少林寺达摩祖师所创，达摩祖师内功深厚，在少林寺面壁禅坐9年，以致石壁都留下了他的身影。达摩留下两卷秘经，其中就包括《易筋经》。"易"是变通、改换、脱换之意，"筋"指筋骨、筋膜。"易筋经"就是改变筋骨，通过修炼丹田真气打通全身经络的指南。为何少林武术名扬天下？就是他们在习武期间配合"易筋经"练习，疏通了全身筋骨，用武侠小说中的形容就是"打通了任督二脉"。

近代流传的《易筋经》多只取导引内容，总共包括十二势。

第一势：韦陀献杵势

韦陀是佛教中的一位菩萨，他的身份是护法者，而易筋经把"韦陀献杵"作为练习的开篇，就是寓意人的身体也需要有一尊这样的护法。韦陀献杵总共有"三势"，整个动作从静定到运动，就像是车辆起步的过程，是接下来完成易筋经整套动作的基础，所以必须高度重视。

身体正直站立，足尖外撇，两足距离与肩同宽，双臂自然下垂，紧贴两大腿外侧，下颌微收，两眼半睁半闭，全身放松，澄心敛神，做 3 次深呼吸。

两臂向前缓缓举起，掌心相对，与肩同宽，举到肩与弯曲的肘部成 90° 直角后，双手立掌，同时吸气。随后，慢慢合掌于胸前，同时呼气，想象一下全身之气从四肢缓缓汇入胸腔之内，定势后静静保持 1 分钟。

第二势：横担降魔杵势

接上势，身体保持不动，两臂缓缓下落，并逐渐分手。两手落到丹田（大体就是肚脐周围）时稍微停顿片刻，然后再下落直至分向两侧。足掌踏实，两膝微松，两手自胸前徐徐外展至两侧平举，然后立掌，定式后静静保持 1 分钟。过程中注意呼吸自然，心平气和。

第三势：掌托天门势

接上势，两足开立，足尖着地，足跟提起。双臂由两侧同时缓缓上举高过头顶，掌心向上，两中指相距 3cm，双臂成 "U" 字形。舌舐上腭，鼻息调匀。吸气时，两手用暗劲尽力上托，两腿同时用力下蹬；呼气时，全身放松，两掌向前下翻。定势后保持约 30 秒钟。

收势时两足跟外开，双臂缓缓下落至平举。下落时由小指到拇指弯曲握拳，拳背向前，上肢用力将两拳缓缓收至腰部，拳心向上，足跟着地。

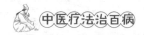

第四势：摘星换斗势

接上势，左臂由上经左下侧画弧线，落于后背，手心向下，并尽力往下按。右掌心内翻，手臂上举，掌心向下。同时脖子向右扭转 90°，头上仰，目视右掌。转头时右足跟提起内转，与左足成丁字步。定势后保持 30 秒钟。

随后，右臂画弧，左臂抬起，向左做摘星换斗。

第五势：倒拽九牛尾势

接上势，右足前跨一步，屈膝成右弓步。右手握拳，举至前上方，双目观拳；左手握拳；左臂屈肘，斜垂于背后。吸气时，两拳紧握内收，右拳收至右肩，左拳垂至背后；呼气时，两拳两臂放松还原为本势预备动作。再身体后转，成左弓步，左右手交替进行。

第六势：出爪亮翅势

接上势，两足开立成立正姿势，双臂收回于腰间，拳心朝上，然后两拳变两掌，两臂前平举，立掌，掌心向前，十指用力分开，虎口相对，两眼怒目平视前方，指尖与肩齐平。推掌时臆想推窗望月，返回时五指微张，慢慢收回，如海水返潮，如此反复 7 次。

第七势：九鬼拔马刀势

接上势，两臂向前成叉掌立于胸前。左手屈肘经下往后，成勾手置于身后，指尖向上；右手由肩上屈肘后伸，拉住左手指，使右手成抱颈状。足趾抓地，身体前倾，如拔刀一样。吸气时，双手用力拉紧，呼气时放松。定势后保持约30秒钟，然后反方向再做1次，如此反复6～8次。

第八势：三盘落地势

接上势，左足向左横跨一步，屈膝下蹲成马步。上体挺直，两手叉腰，再屈肘翻掌向上，小臂平举如托重物状；稍停片刻，两手翻掌向下，小臂伸直放松，如放下重物状。动作随呼吸进行，吸气时，如托物状。呼气时，如放物状，反复5～10次。收功时，两足徐徐伸直，左足收回，两足并拢，成直立状。

第九势：青龙探爪势

接上势，两足开立，两手成仰拳护腰。右手向左前方如探爪抓去，五指捏成勾手，上体左转。腰部自左至右转动，右手亦随之自左至右水平画圈，手画至前上方时，上体前倾，同时呼气。画至身体左侧时，上体伸直，同时吸气。然后右手收回腰间，左手以同样动作做向右探爪。连续 5 ~ 10 次。

第十势：卧虎扑食势

接上势，右足向右跨一大步，同时向右转体 90°，屈右膝下蹲，成右弓左仆腿势；上体前倾，双手掌心向右前方下扑，头微抬起，目注前下方。吸气时，同时两臂伸直，上体抬高并尽量前探，重心前移；呼气时，同时屈肘，胸部下落，上体后收，重心后移，蓄势待发。如此反复，随呼吸而两臂屈伸，上体起伏，前探后收，如猛虎扑食。动作连续 5 ~ 10 次后，换左弓右仆足势进行，动作如前。

第十一势：打躬势

接上势，两足开立，足尖内抠。双手仰掌缓缓向左右而上，用力合抱头后部，手指弹敲小脑后片刻。配合呼吸做屈体动作；吸气时，身体挺直，目向前视，头如顶物；呼气时，直膝俯身弯腰，两手用力使头探于膝间作打躬状，勿使足跟离地。根据体力反复 8 ~ 20 次。

第十二势：掉尾势

接上势，两腿开立，双手仰掌由胸前徐徐上举至头顶，目视掌而移，身立正直，勿挺胸凸腹；十指交叉，旋腕反掌上托，掌以向上，仰身，腰向后弯，目上视；然后上体前屈，双臂下垂，推掌至地，昂首瞪目。呼气时，屈体下弯，足跟稍微离地；吸气时，上身立起，足跟着地；如此反复 15 ～ 20 次。最后直立，两臂左右侧举，屈伸 7 次收功。

"易筋经"是一套完整的套路式锻炼方法，其中有些动作难度较大，而且越往后体力消耗越大，练习时大家要根据各自的健康状况和身体素质，既可进行全套完整练习，也可有选择性地进行单个动作的练习，循序渐进地练习。另外，根据《易筋经》原文的要求：初练者，"日行 3 次"为宜。不过因为现代社会大家的生活节奏非常快，时间有限，所以大家可以将其改成在早晨和晚上各练 1 次。凡事贵在坚持，只要我们坚持下去，就一定会有效果。

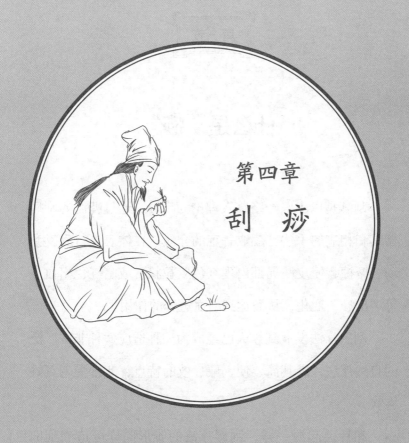

第四章

刮 痧

第一节

什么是"痧"

　　刮痧是以中医经络腧穴理论为指导，通过特制的刮痧器具和相应的手法，蘸取一定的介质，在体表进行反复刮动、摩擦，使皮肤局部出现红色粟粒状，或暗红色出血点等"出痧"变化，从而达到活血透痧的作用。

　　刮痧疗法发展到今天已经成为一种适应病种非常广泛的自然疗法，因其简、便、廉、效的特点，非常受老百姓喜欢。

　　和针灸起源一样，刮痧疗法的雏形同样可追溯到旧石器时代，人们不舒服的时候本能地用手或石片抚摩、捶击体表某一部位，慢慢发现有缓解病痛的效果，从而逐步形成了砭石治病的方法，可以说刮痧疗法是作为砭石疗法延续、发展的形式而存在，是一种更为"先进"的自然疗法。

那什么是"痧"呢？有人认为"痧"是身体上的某些特别部位，就如同"穴位"一样，这种认识是错误的。

刮痧的"痧"有两个含义，其一是指病理反应的"痧"，也称"痧证"。

刮痧最初适应证仅为痧证，中医上有"百病皆可发痧"的说法，就是临床上很多疾病都会出现皮肤表面长出很多色红如粟的疹子，这叫"发痧"，如沙粒一样，如风疫出现的疹子叫风痧；猩红热出现的疹子叫丹痧。

在《伤暑全书》中，明代医学家张凤逵对于痧症这个病的病因、病机、症状都有具体的描述。他认为，身体出现痧症是因为毒邪阻塞了人体络脉，造成体表气血不通，出现很多的堵塞点，河流在堵塞点附近泥沙会形成淤积，而气血堵塞的话就会形成"痧"。这些毒邪越深，郁积得越厉害，那么它就越剧烈，急如燎原之势遍布全身，这个时候就必须用刮痧放血的办法来治疗，也就是用刮痧板疏通开拥堵的脉络。

其二，刮痧的"痧"是指"痧痕"。

我们在运用刮痧疗法的时候，最后所达到的效果是直到刮出皮下出血凝结成像米粒样的红点为止，因为这样才表明痧毒被刮到了体表，然后可以通过发汗使汗孔张开，痧毒才能随即排出体外，从而达到治愈的目的。

现代研究证明，刮痧过程可使局部组织形成高度充血，血管神经受到刺激使血管扩张，血流增快，细胞吞噬作用及搬运力量加强，使体内废物、毒素加速排除，组织细胞得到营养，从而使血液得到净化，增加全身抵抗力，可以减轻病情，促进康复。

常见的痧痕包括体表局部组织潮红、紫红、紫黑色痧斑或点状紫红色小疹子，并经常伴有不同程度的热感。痧痕对疾病的诊断、治疗及预后判断有一定的临床指导意义。所以，在接受刮痧治疗之后，看见皮肤上出现红红的痧点，大家不用惊慌害怕，因为这对皮肤是没有损害的。较重的病，"痧"就出得多，颜色也深，如果病情较轻，"痧"出得少些，颜色也较浅。

一般情况下，皮肤上的"瘀血"会在 3～5 天内逐渐消退，不仅不会损害皮肤，而且由于这种方法活血化瘀，加强了局部的血液循环，会使皮肤变得更加光滑健康。

所以，刮痧的"痧"并不是指身体的部位，而是包含了病理痧和现象痧两层含义。

怎么样，同学们，对刮痧是不是有了基础的了解呢？作为一个不用花过多医药费，单靠刮痧板就可以起到活血化瘀、驱邪排毒效果的中医传统治疗手法，我们一定要好好重视，不然真是买椟还珠，丢弃了老祖宗留给我们的宝贝。

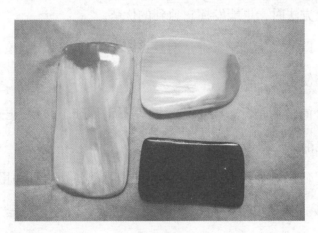

刮痧板

第二节

刮痧前需要做什么准备工作

刮痧疗法简便易行，不良反应小，不受条件的限制，疗效也比较明显，尤其是服药困难的患者或不能采用其他治疗方法时，更能发挥它独到的优势。

既然了解到刮痧疗法有这么多神奇的功效，那该如何操作使用呢？

同学们别急，俗话说"磨刀不误砍柴工"，在正式刮痧之前，需要做一些准备工作。

巧妇难为无米之炊，刮痧首先要准备好器具和用品。刮痧的工具可以说是包罗万象，铁板、勺子、瓷器、玉石、水牛角、黄牛角等，都可以作为刮痧的器具，因为对于老百姓来说往往是手边有什么就用什么刮，比如古代最常用的就是用铜钱蘸水直接在身体表面刮痧。

不过随着社会的不断进步，人们对器具质量的要求越来越高，由水牛角制成的刮痧器成为大家公认的最佳刮痧器具。

水牛角本身就有清热解毒、活血化瘀的效果，用来刮痧可以增强活血祛瘀、排解毒素的效果。现在中药店里都有卖水牛角制成的刮痧板，非常容易获得，大家在购买的时候要检查刮痧板有无裂纹，边缘是否光滑，边角是否钝圆，厚薄是否适中。

其次要准备的就是刮痧油，因为刮痧是用器具直接在皮肤上摩擦，所以要充分润滑。正宗的刮痧油不但具有滋润皮肤、开泄毛孔的作用，还因为加了中药，所以有助于增强活血化瘀、清热解毒、疏经通络、排毒驱邪、消炎镇痛的功效。

当然如果是在家中自己操作，在没有刮痧油的情况下，也可以用食用油、按摩用的精油，甚至水来代替，也能够起到润滑的作用。

值得注意的是，在刮拭部位涂抹刮痧油的时候，用量宜少不宜多，以免顺着皮肤流下弄脏衣服，不利于刮拭。

最后，也是最为重要的一点，就是要判断被刮拭者适不适合进行刮痧治疗。虽然刮痧老少皆宜，但也要辨证施治，针对有些情况，是不适合进行刮痧治疗的。

1.患有传染性皮肤病的忌用。

2.糖尿病晚期，患有严重贫血、白血病、再生障碍性贫血和血小板减少等疾病的人不要刮痧，因为这类患者在刮痧时所产生的皮下出血不易被吸收。

3.体表有疖肿、破溃、疮痈、斑疹和不明原因红肿处禁止刮痧。

4.急性扭伤、创伤的疼痛部位或骨折部位禁止刮痧。

5.过度饥饱、过度疲劳、醉酒者不可接受重力、大面积刮痧，否则会引起虚脱。

6.眼睛、口唇、舌体、耳孔、鼻孔、乳头、肚脐等部位禁止刮痧，因为刮痧会使这些黏膜部位充血，而且不能康复。

7.有严重心脑血管疾病、肝肾功能不全、全身水肿者忌刮痧。因为刮痧会使人皮下充血，促进血液循环，这会增加心肺、肝肾的负担，加重患者病情，甚至危及生命。

8.孕妇的腹部、腰骶部禁用刮痧，否则会引起流产。

排除了这些禁忌证，我们就可以放心地进行刮痧治疗了。另外，刮痧的时间以控制在30分钟以内为宜，每个部位刮20次左右，对于初刮者，手法不宜重，不要一味要求出痧，应循序渐进。

刮痧完毕后，立即穿好衣服，然后再喝一杯温开水或淡盐水，以补充体内损耗的津液，促进新陈代谢，加速代谢产物的排出，最后再休息20分钟，巩固治疗效果。

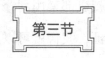

刮痧的手法

学生最重要的任务是学习，但是别忘了身体是革命的本钱。如果没有个好身体，经常生病，那对学习肯定是有很大的影响。

还好，中医给我们提供了一个既可以休息，又可以增强健康的保健方法，这便是"刮痧"。刮痧疗法作为中医学中的一颗璀璨明珠，其操作简便有效，经济实用，疗效显著，适应广泛，易学易懂，无针灸之痛，无药石之苦，千余年来，一直广泛流传于我国民间，深受广大人民群众的厚爱。最重要的是，我们舒舒服服地躺在治疗床上就可以实现对健康的追求。

那刮痧是如何操作的，有什么具体手法呢？下面，本文就介绍几种常用的刮痧手法。

1. 角推法　用刮痧板厚边棱角在人体肤表的穴位或病灶点处稍施压力，做单方向直线推移运动，称为角推法。

（1）操作要领：手握刮痧板，以刮痧板厚边棱角面侧为着力点，着力于体表穴位或病灶点，施术者上肢肌肉放松、沉肩、垂肘、悬腕，将力贯注于刮痧板厚边棱角面侧，并有节奏地往返呈直线向前推进，注意用腕部的摆动带动刮痧板厚边棱角的摆动，使之产生持续均匀的推力与压力作用于经络、穴位、病灶点。

（2）注意事项：刮痧板厚边棱角着力于体表，施推过程中，腕部要摆动自如、灵活、不可跳跃或略过。

2. 边揉法　用刮痧板厚边在施治皮肤上或刮痧出痧部位的"病灶点"附近，进行前后左右、内旋或外旋揉动的方法，称为边揉法。

（1）操作要领：手握刮痧板，以薄边对掌心，厚边为着力点，着力于被刮痧者的皮肤，将手腕及臂部放松，使手握刮痧板，腕部灵活自如地旋动。动作应连续，着力由轻渐渐加重，再由重渐渐减轻，均匀持续而轻柔地旋转，以具体施治部位软组织及肌肉的薄厚，决定施力之轻重。

（2）注意事项：用刮痧板厚边着力于患部，以腕的回旋随之移动，避免触打或跳跃。此法适用于全身各部位，局部操作时间以 20 ~ 30 次或 5 ~ 10 分钟为宜。

3.角揉法　用刮痧板厚边棱角在人体体表穴位、病灶点附近进行回旋摆动运动，称为角揉法。

（1）操作要领：手握刮痧板，以厚边棱角边侧为着力点或厚棱角面侧为着力点，着力于被刮痧者的皮肤的穴位或病灶点，并吸附在皮肤表面不移动，带动皮肤下面的组织搓揉活动，施以旋转回环的连续动作，用力可轻可重。

（2）注意事项：用刮痧板厚边棱角着力于患部皮肤穴位处或刮痧、走罐出痧后的病灶处。

4.拍法　以刮痧板面为工具拍击需施治穴位或部位，称为拍法。

（1）操作要领：施术者以单手紧握刮痧板一端，以刮痧板面为着力点在腕关节自然屈伸的带动下，一落一起有节奏地拍而打之。一般以腕为中心活动带动刮痧板拍打为轻力，以肘为中心活动带动刮痧板拍打为中力，在拍打施力时，臂部要放松，着力大小应保持均匀、适度，忌忽快忽慢。此法常用于肩背部、腰部及上下肢如肘窝和腘窝。

（2）注意事项：操作中不宜用暴力，小儿及年老极虚者慎用。

5.点法 用刮痧板棱角（厚面、薄面均可运用）着力于施治穴位或部位，用力按压深层组织的手法，称之点法。

（1）操作要领：手握刮痧板，以刮痧板厚棱角边侧为着力点或以刮痧板薄棱角边侧靠棱角端为着力点，着力于体表一定的穴位。本法是一种较强的手法，用力要逐渐加重，使患者产生强烈的得气感，也就是出现酸、麻、胀、痛的感觉。点法在治疗中，一般都针对肌肉较丰厚的穴位或病灶点，以及关节缝隙、骨头之间的狭小部位等，如环跳穴可用刮痧板厚边棱角点，膝眼穴可用刮痧板薄边棱角点。

（2）注意事项：本法作用于人体上，刺激都是很强烈的，一般以刮痧板厚边棱角着力为主，薄边棱角着力少用。操作中忌用暴力，而应按压深沉，逐渐施力，再逐渐减力，反复操作。也可在使用时略加颤动，以增加疗效。

操作的时候，不论何种刮痧法都要先将准备刮痧的部位擦净，用刮痧板的边缘蘸上刮痧油或按摩油，以免在接下来的过程中擦伤皮肤。

腰缠万贯不过一日三餐，广厦千间不过夜睡一榻。人最大的财富是健康，在全世界民疗保健呼吁"回归自然"的今天，学会刮痧疗法，会使你和你家人的健康又多了一份保证。

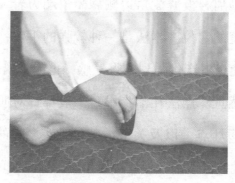

刮痧

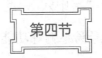

这 7 个刮痧部位可一定要记牢了

　　人体有正经 12 条（左右对称，共有 24 条），另外身体正面中央分布着"任脉"，身体背面中央分布着"督脉"，在这些经络上边又分布着很多穴位，像是满天的星星数不胜数。

　　而中医刮痧就是围着经络和穴位进行治疗，这么多的经络和穴位，如果不是专门学中医的朋友想要记住每一处的功效都十分困难，不过对于慧眼识真的人来说，只要记住这 7 个刮痧部位就能起到神奇的效果。

　　1. 宽胸理气刮胸骨　胸骨就位于胸廓前面两侧肋骨之间，上面是胸骨上窝，下面是剑突。刮胸骨，就是用刮痧板的单角自上而下缓慢刮拭下半段胸骨，刮拭 15 ～ 30 次即可。

胸骨之上有一个"膻中穴"，此穴具有宽胸理气、活血通络、清肺止喘、舒畅心胸等功能。所以，刮痧胸骨就是刺激膻中穴，可以起到宽胸理气的作用。有句古话叫"气顺则百病不生"，中医养生就是养气，所以可以多刮胸骨，让我们心情舒畅，每天都保持愉快的心情。

2. 醒脑明目刮眼周　人们都说，眼睛是心灵的窗户，拥有一双明亮清澈的双眸可以增加气质，是很多女孩子的梦想。可是，越来越重的学习压力，长期用眼过度，致使我们的眼睛变得干涩浑浊，失去了原有的光泽和神韵。

而用刮痧疗法刮眼部周围可以改善眼睛周围的经络气血运行，缓解视疲劳、干涩，起到很好的明目作用。其操作手法也十分简单，相信大家都做过眼保健操，以刮痧代替手指的按揉，能对穴位形成更有效的刺激。先用刮痧梳点按睛明穴，然后以睛明穴为起点，外眼角为终点，分别从上眼眶和下眼眶两个方向刮拭 3 ~ 5 分钟。相信只要长期坚持，你们的眼睛也会变得会说话。

3. 疏肝解郁刮胁肋　学生正处于青春发育期，容易出现焦虑、抑郁、烦躁等叛逆表现，这种情绪如果得不到良好的调节，不但会影响学业，还会扰乱整个身体功能，出现健康问题。中医认为，正常的情志活动依赖于气机的调畅，而肝能疏通气机，因此能调节情志。由于人体两侧的胁肋主要有肝经分布，所以刮拭这个区域能疏肝解郁。

操作的时候，采取端坐位，并充分暴露胁肋部。以"角推法"，沿肋骨间隙横向刮拭 20 ～ 30 次，先刮拭左侧再刮右侧，同法刮拭腋中、后线。刮拭时要腕力柔和、手法轻柔，力度适中，速度要慢。

4.润肠通便刮腹部　有关研究表明，目前，学生群体已经成为便秘的重灾区。这首先是因为，排便需要胃肠蠕动，但学生群体长期久坐，缺乏锻炼，腹肌收缩力小，肠蠕动不活跃。其次，排便是生理的一种需要，有了便意不能忍，但是作为学生由于受到种种外在因素，强忍着不去厕所，这样就会使人体控制排泄的神经通路经常被打断，容易造成便秘。

长期便秘不但会影响消化吸收功能，还会使机体吸收毒素。不过，有了便秘最好不要用通便药，因为通便药对于肠道来说就像是"毒品",易令人产生依赖和上瘾,一旦停药,肠胃缺乏了药物刺激,排便会更困难,便秘反而更严重。这时,纯物理疗法的刮痧方法就是很好的选择。

刮痧时以腹部为中心,由上往下刮(如果是有内脏下垂的患者,就要由下往上刮拭了),然后再依次从右侧开始刮向左侧,再从左侧刮回。刮板进行刮拭按摩时,力度均匀,不必过于用力,以腹部皮肤红润为度。

5.行气通络刮手足　天气一冷,就会感觉全身发冷,尤其受不了手足冰凉。其实,这是因为出现了中医上所讲的"阳虚"情况。手足冰冷和心脏血管有很大的关系,心为火脏,就像是小火炉,通过血液将阳气输送到全身各处。人体的手足,本来就是四肢末端,如果气血稍微运行不畅,就得不到阳气的温煦,所以特别容易造成手足冰冷的情形。

刮痧疗法可以疏通经络,让受阻的气血重新顺畅起来,让温煦的阳气送达手脚四肢。具体的方法非常易学,先用刮痧板的面刮拭手掌,待刮至手掌发热后再用刮痧板上的凹槽刮拭手指的四面,从根部到指尖,每个方向刮

5～10次。同样运用于刮拭双足。

6. 活血舒筋刮颈部　埋头苦读一天，回到家里或者寝室的时候，有没有觉得颈部酸痛？

"流水不腐，户枢不蠹"，不活动的机器会生出铁锈，身体也一样。手臂长期保持固定的姿势，就会经络受阻，气血不畅，出现局部退行性病变。中医讲"痛则不通，通则不痛"，只要把经络疏通了，颈肩部位疼痛不适感就自然消失了。

刮痧可以活血舒筋，改善局部气血淤滞的状态。具体方法是先从颈部正中刮痧开始，用水牛角的刮痧板，从颈部上的风府穴向下刮至大椎下的陶道穴；再从天柱穴向下刮至风门穴。刮痧板应以45°角平面向下均匀一致，从轻手法逐渐加力到中度手法。整个刮痧过程中刮痧板都要有一种渗透到皮肤内部的力，每一条刮痧带刮拭15～30次。

7. 提神醒脑刮头部　"头为诸阳之会"，中医认为，头部是全身阳经汇聚的地方。阳气是人体积极向上的能量之源，头部经脉通畅，阳气充足，则精力充沛。

　　人在疲倦状态下，脑袋会昏昏沉沉，无精打采，此时用刮痧的办法刮头部，让阳气重新在头部活跃起来，就可以起到振奋阳气使人神清气爽的效果。方法是用刮痧梳刮拭头部，以头顶的百会穴为中心，向四周呈放射状刮拭，至头皮有热感。如果有疼痛点，可在此点上反复刮拭5～10次。如果听课时注意力无法集中，也可以在课间使用此方法，对提高听课质量有很好的帮助。

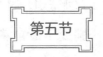

第五节

刮痧刮出"好身材"

　　爱美之心人皆有之，每个人都想拥有一副苗条纤细的身材。可是现实中很多女孩子因为身材不太理想而感到苦恼，甚至自卑。别担心，一块刮痧板只要运用得当就能轻松帮你塑造好身材。

　　1.瘦腿　　人体腿部的脂肪细胞非常顽强，也是最容易堆积脂肪的部位，再加上不经常锻炼，就会出现"大象腿"。不满自己腿不好看的同学们不用担心，有一个刮痧方法，非常适宜给脂肪型小腿瘦身。

　　操作之前，大家要准备好刮痧板和刮痧油。刮痧板一般在药店都可以买到，如果买不到刮痧板，也可以用家用的饭勺、瓷匙、木梳子的背面等来代替，只要边缘圆滑，不会刮破你的皮肤就行。

首先给自己选一个舒服点的姿势，坐在床上或者沙发上，腿自然曲起，让小腿处于最自然放松的状态。然后在腿上涂上润滑的油，板与小腿成锐角，与大腿成钝角。最后用刮痧板从膝盖到足跟，每天刮 20 分钟，注意刮的方向是从膝盖弯开始向下刮，每次只能刮一个方向，力度要重，速度要快。

2.瘦脸　现在都是看"颜值的时代"，一副精致的小脸蛋让一个人的形象提升不少。中医认为，脸部刮痧能够促进循环，让脸部线条更加立体，因此拥有大饼脸的女孩可以通过刮痧瘦脸方法进行瘦脸。

具体方法分为三步。

第一步先刮脸颊，从下巴开始刮，然后沿着下颌骨一直刮到耳朵根部，刮到皮肤发红发热为止。两侧脸颊刮完后，再从嘴角开始斜向上刮，同样刮到发红发热为止。这两个动作所刮的范围能覆盖整个脸蛋，起到提拉脸部肌肉的效果。

第二步是刮额头。别看脸部没肉，但那里分布了很多经络，而且多位于体表，位置不深，所以稍一刺激就效果明显。刮的时候从中间往两边刮，也是刮到发红发热为止。

第三步是刮鼻子。从上到下轻轻刮鼻子两侧，同样刮到发红发热为止。现代不少人专门整鼻子，因为鼻子瘦挺才能让脸部显得更加立体，所以在脸部刮痧的时候，鼻子是不可忽视的地方。

3. 瘦肚子　长期久坐，腹部弯曲，身体的脂肪就容易在腹部的位置堆积，形成赘肉。每逢佳节胖 3 斤，很多同学过了假期再入学时发现腹部就会形成不少赘肉，这对于爱美的女生简直就是噩梦。不过，想要去除腹部赘肉也不是什么难事，只要敢于坚持。

首先两条腿分开站立，站稳站直，同时收紧腹部。两手握着刮痧板，在胸部找到自己的肋骨，先从肋骨的下缘用力往下刮，再刮中间，再用力刮小腹，由上往下刮，由左到右刮，再由右到左刮，越用力减肥效果越好。

肚子之所以会胖，就是因为缺少运动，这时候刮痧可以帮助赘肉运动。如此来回刮 20 圈，身体就会微微发热，这是脂肪"燃烧"的信号。每天刮痧 1 ~ 2 次，最好在睡前操作，特别有利于次晨排便。刮完痧之后喝杯热水，还能促进新陈代谢，加速代谢产物的排出。

美，是人类不懈的追求。但有些人通过整容的方式追求美，这种办法并不可取，因为美好的事物还是要靠我们自己努力才能获得，只有自然美才是真的美。

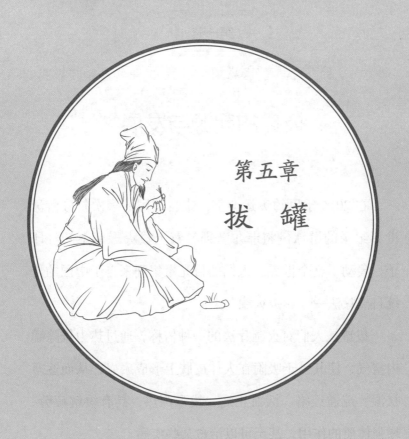

第五章

拔　罐

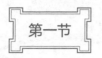

拔罐的起源与发展

在 2016 年里约奥运会上，来自美国的多次打破游泳世界纪录的游泳健将菲尔普斯，背上拔火罐留下的红印子，轰动了整个世界。人们的目光聚集到来自于中国的传统自然疗法——"拔火罐"上。

拔罐是人们对火罐疗法的一种俗称，通过热力排除罐内空气，使其易于吸附在人体皮肤上形成瘀血，从而逐寒祛湿、疏通经络、活血止痛、拔毒泻热，具有缓解疲劳、增强体质的作用，甚至可以治愈某些疾病。

这种在我国具有悠久历史和显著疗效的治疗方法，得到外国运动员的认可，足以证明在世界范围内受欢迎的程度，值得我们每一个中国人自豪。

不过，同学们了解拔罐的历史吗？如果有外国的同学向你了解拔火罐的知识，你能作出满意的回答吗？如果不能别担心，下面就带同学们了解一下拔罐的"前世今生"。

拔罐疗法最早现于春秋战国时期的《五十二病方》，其中有关于角法治疗的描述："牡痔居窍旁，大者如枣，小者如核者，方以小角角之，如孰（熟）二斗米顷，而张角"。其中"以小角角之"，即指用小兽角吸拔。

现在的拔罐都是玻璃罐，而拔罐的起初是用兽角代替，用动物的角作为吸拔工具。这就表明我国医家至少在公元前六世纪到公元前二世纪，已经开始采用拔罐这一治疗方法。

使用动物的角进行吸拔，一直持续到魏晋南北朝时期，因为在东晋葛洪所著的《肘后备急方》中依然描述的是用牛角进行拔罐，而且还提出了拔罐（当时称之为拔角）要注意的禁忌证，强调"痈疽、瘤、石痈、结筋、瘰疬、皆不可就针角。针角者，少有不及祸者也"。

在一些影视作品中，那些在晋朝以前就用玻璃罐或者瓷罐进行吸拔的画面，显然犯了历史性错误。

到了隋唐时期，拔罐的工具才有了突破性进展，当时医家开始用经过削制加工的竹罐来代替兽角。如《外台秘要·卷四十》中就有关于用竹罐吸拔的详细描述："遂依角法，以意用竹做作小角，留一节长三四寸，孔径四五分。若指上，可取细竹作之。才冷搭得螫处，指用大角角之，气漏不嘬，故角不厌大，大即嘬急瘥。速作五四枚，锉内熟煮，取之角螫处，冷即换。"指出应据不同的部位，取用不同大小的竹罐。

竹罐因为取材方便，价廉易得，所以一时间被广泛应用，可以说对中医拔罐的发展贡献巨大。

到了宋金元时期，竹罐已经完全代替了角罐，而且在制作方法上和操作方法上都得到了进一步改善。最初的时候，竹罐还只是单纯用水煮后就可以操作，而到了宋金元时期，医家要求要先将竹罐在按一定处方配制的药物中煮过才可以备用，使用前再将此罐置于沸水中煮后，乘热拔在穴位上，以发挥吸拔和药物外治的双重作用。

元代医家萨谦斋所撰的《瑞竹堂经验方》中曾明确地加以记述："吸筒，以慈竹为之削去青。五倍子，白矾，二味和筒煮了收起。用时，再于沸汤煮令热，以筋箕筒，乘热安于患处。"

明代时，药罐法已经广为普及，当时的竹罐被称之为"药筒"，明清的一些重要外科著作如《外科大成》《医宗金鉴》等，都对药罐法有详略不等的载述，表明此法当时十分流行。

到了清代，拔罐法获得了更大的发展。虽然竹罐方便，但是有一个问题就是吸附力差，且久置干燥后，易产生燥裂漏气。因此，革新性的陶罐就产生了，清代医家赵学敏在《本草纲目拾遗》一书就描述："火罐，江右及闽中皆有之，系窑户烧售，小如人大指，腹大两头微狭，使促口以受火气，凡患一切风寒，皆用此罐。"

而且此时火罐的操作方法已经和现代颇为相似。"以小纸烧见焰，投入罐中，即将罐合于患处。如头痛则合在太阳、脑户或颠顶，腹痛合在脐上。罐得火气舍于内，即卒不可脱，须得其自落，肉上起红晕，罐中有气水出。"

后来随着生产技术的进一步发展，代替陶罐的玻璃罐就产生了，而以纸烧火的办法也逐渐被酒精棉球代替。

玻璃罐的优点是罐口光滑，质地透明，便于观察拔罐部位皮肤充血、瘀血程度，从而掌握留罐时间，是目前临床应用最广泛的罐具，特别适用于走罐、闪罐、刺络拔罐

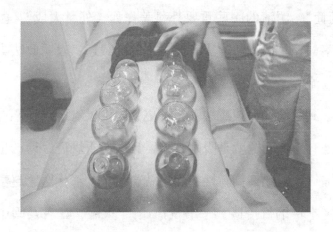

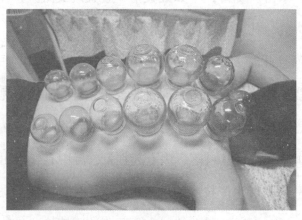

拔火罐

及留针拔罐。

经过 2000 多年的历史发展，拔罐疗法已经被老百姓广为接受，而且在世界上掀起了一股中医热。

如今，除中国之外，奥地利、加拿大、新加坡、越南、泰国、阿联酋、南非等地已立法承认中医，并将中医列入医疗保险体系。对于拔火罐这项具有 2000 多年历史的传统中医疗法而言，奥运风带来的热潮只是中医逐渐走向世界的一个新开端。

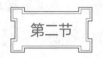

拔火罐为什么会有神奇的作用

拔罐疗法自古就是国人养生保健的办法，俗话说"针灸拔火罐，病好一大半"。

根据中医理论，当人体受到风寒、湿热、毒气、外伤的侵袭或情志刺激时，可引起脏腑功能失调，产生瘀血、气郁、内热等病邪，这些致病因素会在体内存留并流窜于经脉之间，降低人体免疫力。

此时，病邪在体内就会形成病灶，这个病灶其实就是邪气的聚集地。而拔火罐的方法可以使皮肤毛孔打开并造成皮肤充血，通过气压的吸力可以将局部或者经络上所包含病理产物的毒物吸附出来，进而疏通经络、调整气血。

此外，在中医经络学说中，有"痛则不通，通则不痛"

的理论。人体的经络有"行气血，营阴阳，濡筋骨，利关节"的生理功能，如经络不通则经气不畅，经血滞行，则可影响身体内的气机变化。经络就像是城市的交通，如果出现了拥堵，就会出现各种各样的问题。

而拔火罐的方法通过对皮肤、毛孔、经络、穴位的吸拔作用，可以引导营卫之气运行输布，鼓动经脉气血振奋，有效解除拥堵点，使经络畅通，阴阳重新归于平衡。

现代医学对拔罐的作用机制进行了探讨，研究发现拔罐可改善皮肤的呼吸和营养，有利于汗腺和皮脂腺的分泌，对关节、肌腱可增强弹性和活动性，还可以加速静脉血管中血液回流，调整肌肉与内脏血液流量及贮备的分布情况，增强肌肉的工作能力和耐力，防止肌肉萎缩，提高机体的抗病能力。

人出生的时候，每个人都如同一张白纸，气血也是干净得像纯净水一样，但是随着年纪的增长，我们接触自然界的有害物质越来越多，气血也就被污染了。小孩子的血液色泽和成年人的血液色泽就不一样，年纪越大，血液的颜色越偏暗。这说明里边充斥着许多"毒气""邪气"。

　　而拔罐的方法就可以将气血中的"毒气"拔出来，在有些针罐的具体运用中，我们会发现有些拔出来的血的颜色发黑，那些发黑的血液其实就是毒血。毒血被起出，我们又成为崭新的自己，你们说是不是对身体健康很有效果，是不是很神奇？

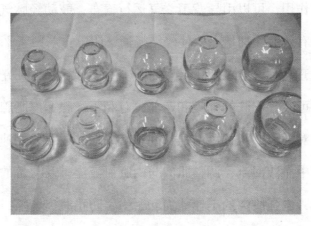

火罐

拔罐是"玩火的艺术"，要慎之又慎

拔火罐虽然有诸多优势，但毕竟是跟"火"打交道，有个成语叫"玩火自焚"，火既是天使也是恶魔。2011年，某著名歌手在接受拔火罐治疗的时候，因为拔罐师不慎将酒精洒到他的背上、脖子上、脸上，结果导致了他皮肤二度烧伤。

其实类似这样的拔火罐事故还有很多，水火无情，如果操作不当就会惹祸上身，造成事故。所以，拔火罐万万不可自行在家操作，想要享受其独特的疗效，就要接受专业技师人员的服务。

另外，拔罐是在中医理论和经络学说的基础上进行的，拔罐的位置作用的是特定的经络或者穴位，就像是汤药的药方一样，能不能起效果，关键要看抓的药对症不对症。如果吃错了药，不但不能治病，还会造成其他危害。

在经络学说中，每一个穴位的作用是不一样的，还有一些穴位比较敏感、危险，比如说太阳穴、百会穴、膻中穴等，这些穴位只能接受适度按摩手法的刺激，而如果用拔火罐这样的方式就会出现问题。

2016 年有一则新闻，说成都一个 63 岁的老大爷坚持天天去拔火罐治疗肩周炎，因为每次拔罐的位置都相同，没想到一个月后肩周炎没治好，后背反而被烧出了 7 个"洞"。

拔罐可以祛邪，同时也可以损耗正气，因此看似简单的拔罐其实一点也不简单，需要注意很多禁忌。

一是不要同一位置反复拔。常在同一个位置反复拔火罐，这样做会对皮肤造成损伤，比如红肿、破损，不利于保健肌肤。

二是不要拔完火罐就洗澡。拔火罐的过程其实是把肌肤的毛孔打开了，这个时候如果洗澡的话，特别是洗冷水澡，外邪就会乘虚而入。

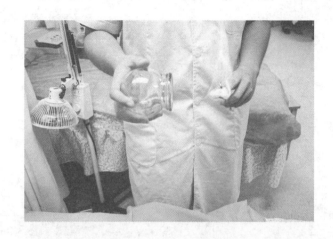

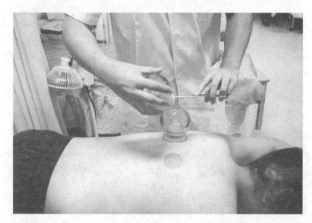

拔火罐操作

三是不要拔太长时间。拔火罐时间过长，就可能会出现水疱，这样不但伤害皮肤，还可能引起皮肤感染。正确的拔火罐时间应该是 15 分钟为限。如果是身体不太好的

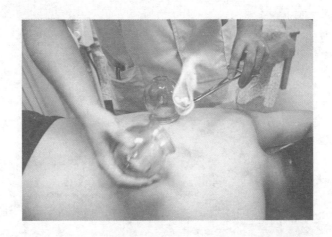

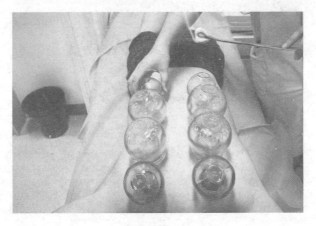

拔火罐操作

老人或小孩，时间还要再减半。

　　四是不要哪里不舒服就拔哪里。火罐的放置需要在经络学说指导下进行，每一个位置的选取都有辨证的思想在里边，而不是随便选择的。这一点需要专业医生才能完成，并不是随心所欲，前胸、心脏、头部和腹部都是拔罐的禁区。

拔罐疗法作为一种物理疗法，只是一种保健手段，并不能起到包治百病的效果，一定要搞清楚自己的病症是否适应火罐后再决定，也不要听信于社会上一些保健机构的吹嘘，一定要有正确的认识。拔罐疗法能够给身体健康锦上添花，却并不能雪中送炭，像癌症、心脏病、高血压病、糖尿病这样的疾病，还是要坚持接受药物治疗。

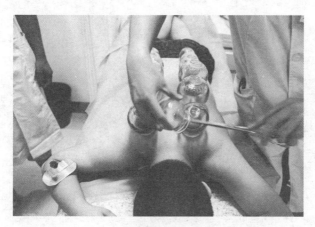

拔火罐操作

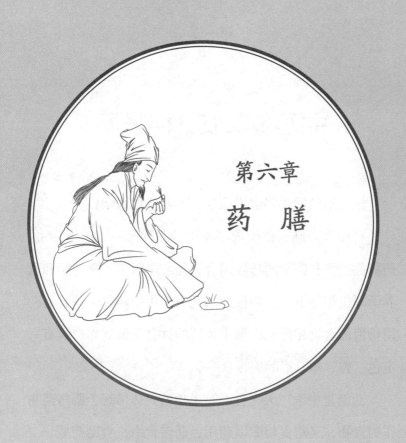

第六章

药　膳

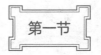

中医药膳的起源与发展

这一章给同学们讲讲药膳，不要流口水哦！

将中医药膳，比喻成"吃饭的学问"一点也不为过。药膳是饮食和医学的巧妙结合，是在中医学、烹饪学和营养学理论指导下，严格按药膳配方，将中药与某些具有药用价值的食物相配伍，采用独特的饮食烹调制作出具有一定色、香、味、形的美味食品。

药膳是中医"天人合一"思想的具体体现，既将药物作为食物，又将食物赋以药用，药借食力，食助药威，二者相辅相成，相得益彰，让人们在日常饮食的过程中就能达到防病治病、保健强身、延年益寿的效果。

孟子说："食、色，性也。"饿了就要吃饭，这是人类的本能，也是为了生存和繁衍必须掌握的技能。

我们的祖先，在维持基本生存需要的进食之后，渐渐发现，有些动物或者植物通过烹饪加工，不但能够用来充饥，还具有一定的药用价值，可改变身体的一些负面状态。比如在寒冷的季节，羊肉、狗肉吃了令身体暖和；干燥的季节，雪梨、柑橘可以润燥养肺；炎热的季节，莲子、绿豆、黄瓜可以清心祛烦。

这种将食物和药物合二为一的现象，也就是老百姓常说的"药食同源"，就是中医药膳的源头和雏形。当然，这种原始的药膳雏形，还不能说是真正的药膳。

商代的时候，有一个善于烹制的人，名字叫伊，发明了调和五味的汤羹，所烹制的"紫苏鱼片"，是所知最早应用中药紫苏制作的药膳。后世的彭祖，继承和发展了伊的烹饪技术和学说，不仅被中国厨师尊为始祖，还被认为是中医药膳的奠基人。随着社会经济水平的发展，人们对食物的追求越来越精细，秦朝统一六国后，在官职设立上，专门设立了负责饮食的"尚食"，负责皇室的膳食。

到了汉代时期，随着《黄帝内经》《神农本草经》等医学理论书籍的日臻完善，饮食和医学结合得更加紧密，"药膳"一词也在此时形成。后世医家在研究临床治疗技术之余，也会专注于食疗药膳的研究，东汉时期名医华佗，不仅发明了"麻沸散""五禽戏"，还发明了用酸醋调制蒜泥治疗肠道寄生虫的方法。此时期，食物用于治疗疾病的功能愈显提高。

唐朝时期，国力空前繁盛，特别是中医药、饮食及药膳文化得到较大发展。孙思邈在《千金方》一书中设药膳专篇《食治门》，认为："凡欲治疗，先以食疗，既食疗不愈，后乃用药尔。"孙思邈的弟子孟诜集前人之大成编成了《食疗本草》。这是中国第一部集食物、中药为一体的食疗学专著，共收集食物两百多种，详细记载了食物的性味、保健功效，过食、偏食后的不良反应，以及其独特的加工、烹调方法，将食疗、药膳作为专门的学科进行详细的论述。至此食疗已开始成为专门学科。

宋元时期为食疗药膳学全面发展时期，元代的饮膳太医忽思慧著的《饮膳正要》，是中国最早的一部营养学专著，它超越了药膳食疗的旧概念，从营养的观点出发，强调正常人应加强饮食卫生、营养调摄以预防疾病。

明清时期，中医食疗药膳学更加完善并继续发展，明代的医学巨著《本草纲目》给中医食疗提供了丰富的资料，仅谷、菜、果就收有三百多种，其中专门列有服药与饮食的禁忌等。朱橚的《救荒本草》记载了可供荒年救饥食用的植物四百多种，并将其详细描图，讲述其产地、名称、性味及烹调方法。

五千年的中华文明，中医药膳文化一直在传承和发展，自宫廷到民间，广为传播，源远流长，药膳俨然是中国传统饮食和传统医学的重要内容。在追求健康的今天，药膳再一次引起人们的重视，在人们的生活中，药膳也得到了空前的普及，并在国外享有盛誉，备受青睐。不过，中医药膳并不等同于保健品，只要吃到嘴里就有益处的认识是错误的，进食药膳必须在中医理论的指导下，乱吃、胡吃反而会适得其反，所以我们一定要对药膳有一个正确的认识。

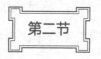

中医药膳的饮食原则

有好多经常生病的同学，父母会用人参、冬虫夏草等来给他们补身体。就拿人参来说，人参是个好东西，是大补的药材，可有时候吃了人参做的粥或者炖的汤，非但没有起到进补效果，反而会损害健康。这是因为人参的好处，是对于虚弱的病人来说的，如果体质壮实的人误用或者多用人参，反而会出现胸闷、腹胀等不适的症状。

所以，同学们要牢记，不要以为好的东西就一定对每个人都有益，要辨证使用。中医药膳也是这样，要遵循一定的原则，合理配伍，分类治之，而不是不分虚实寒热，一味用一些乌鸡、鲫鱼、党参、山药、羊肉等看似"贵"

的东西，这样才能真正发挥药膳的作用。

首先，要遵循的原则是"五味调和"。中医认为，我们日常所食的食物是有自己的气味属性，也就是中医上的"五味"。

五味，就是酸、辛、苦、甘、咸5种味道。酸味有生津止渴、助消化等作用，如梅子、酸角、刺梨、醋等；苦味有清热泻火、止咳平喘、泻下等作用，如苦瓜、青果、枸杞苗、蒲公英等；辛味有发汗解表、行气、活血、化湿、开胃等作用，如葱、生姜、薤白、玫瑰花、茉莉花、胡椒等；甘味，有补虚、和中、缓急止痛等作用，如木栗子、甜杏仁、南瓜、葡萄、大枣、饴糖等；咸味，主要有软坚散结作用，如海带、紫菜等。

五味各有所入，各走其所喜之脏。不过，如果饮食偏味，就是过度摄取某一方面性味的食物，就会伤及脏腑，正如中医所言："酸伤筋，苦伤气，甘伤肉，辛伤皮毛，咸伤血。"我们进食药膳一定要遵循"五味调和，不可偏胜"的原则，利用偏性调和饮食，平衡阴阳，以适应人体气血脏腑阴阳盛衰的变化。

其次，要遵循的原则是"物我相适"。饮食有常的一个重要内容就是让食物的性味与人体的阴阳气血状况相适应，以人体需要来决定食用何种适当的食物。中医药膳要在"热者寒之，寒者热之，虚者补之，实者泻之，燥者濡之"的原则指导下进行配伍烹饪。如饮食所伤者可以以山楂糕、萝卜粥进补，寒伤胃阳者可以借高良姜粥进补，胃阴不足者可以食沙参粥、益胃汤进补。

物我相适，具体来讲就是要求在饮食方面要讲究在不同季节、气候、时间，服食不同性味的食物，以适应环境和人体阴阳气血的四时变化。

再次，要遵循的原则是"饮食以时"。《黄帝内经》中有"圣人春夏养阳，秋冬养阴""智者之养生，必顺四时而适寒暑"的记载。古人养生追求天时、地利、人和，而"饮食以时"就是天人合一思想的体现。

《饮膳正要》上记载："春气温，宜食麦以凉之；夏气热，宜食菽以凉之；秋气燥，宜食麻以润燥；冬气寒，宜食枣以热其寒。"西瓜、苦瓜、萝卜、梨子等寒凉的食物，在炎热的季节进食可以清凉解暑，除烦止渴；在寒冷的季节进食就会使人腹泻、便溏；姜、葱、韭、蒜、辣椒、羊肉等温热的食物，冬天吃这些你会觉得很舒服，身体暖和，夏天吃这些就会额头直冒汗。饮食以时，就是饮食必须跟所处的季节相配备，做到天人合一。

最后，要遵循的原则是"饮食宜忌"。长辈们常挂在嘴边的一句话就是"病从口入"，饮食宜忌，一方面是要忌不新鲜的食物，《饮膳正要》指出："猪、羊疫死不可食""生料色臭不可用""浆老而饭馊不可食"，做药膳时我们一定要选取新鲜洁净的食材。

另一方面是要讲究忌口，具体是指不相宜食物应当禁食。比如说冷硬、黏腻的食物不易消化，所以小孩子、老年人等脾胃弱的应该忌食用。另外，同学们在生病服药期间，也应该根据所患的不同疾病进行相应的饮食禁忌。如脾胃虚寒、泄泻、腹痛者，服温中散寒药忌生冷瓜果、腥臭；失眠病人服安神药时，要避免浓茶、咖啡之类兴奋刺激性饮食。水肿忌咸食，消渴病人忌糖，阳证、疮疡、风疹、癣疥等忌食辛辣香燥等食物。

　　总之，我们要把日常饮食和中医药膳区分开来，吃饭是解决人体基本生存的问题，而药膳是在饮食的基础上更进一步，通过食材和药材的完美结合，起到治愈疾病、养生保健的作用。所以，中医药膳不是胡吃海喝，需要在一定的原则指导下进行。

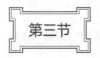

第三节

四季五补，健康永驻

古人讲究"天人合一"，追求人体和自然的和谐统一。并以此来指导养生，认为人与自然界的关系就是"同气相求，同声相应。顺则为利，逆则为害"。

以前我们常讲"人定胜天"，现在回过头看看很多做法是错误的，我们砍伐森林，造成水土流失；我们排泄废气，造成空气污染。这些现象都提示我们，如果和自然界对着干，到头来只能是人类自食其果。

在处理健康问题的时候，何尝不是这样，冬天天气寒冷应该注意保暖，而我们如果反其道而行之，就会损害健康，这便是"顺则为利，逆则为害"的道理。

中医药膳顺应天时，所以产生了"四季五补"的理论。

四季，即春、夏、秋、冬四季，因为中医讲阴阳五行，所以，四季之中又衍生出了"长夏"这一时节，也就是春、夏、长夏、秋、冬。在"四季五补"的理论指导下，相应的时节，我们应该进食相应的食物，与自然界达到同气相求的效果。

1. 春季生补　春季是万物生发的季节，阳气生发，大地复苏，自然界花花草草都拼命地生根发芽，向上生长，作为人体来讲应该内应肝，根据春季的特性，因势利导，应用生补之法，充分调动人体的阳气，使气血调和。

饮食上宜选用能使阳气生发的辛甘微温之品，如春笋、韭黄、韭菜、萝卜、莴笋、芹菜、菠菜、枸杞子等有利于生发和保护阳气的时令蔬菜。

另外，春天和肝同属于木，所以春季是养肝护肝的好时节，饮食上应该有所偏重，多食养肝补脾的食物，如猪肝、牛肉、鲈鱼、鲫鱼、黄鳝、虾仁等。

[推荐药膳] 首乌猪肝片

选何首乌 50g，鲜猪肝 250g，水发木耳 25g，青菜叶少许。先将何首乌清洗干净，以文火熬取浓汁，留 20mL

备用。再将鲜猪肝洗净切成片，加入一半何首乌药汁、淀粉，以少许精盐调味，搅拌均匀。然后将剩余一半的何首乌药汁，用淀粉和酱油、料酒、精盐、陈醋、清汤兑成汁备用。

随后，将木耳、青菜叶、生姜、细葱洗干净，姜葱切碎。将炒锅置旺火上，下入菜油烧至七八成热时，放入拌好的猪肝片滑透，用漏勺沥去余油，在锅内留油约 50mL，最后下入蒜片、姜末略煸出香味。再下猪肝、水发木耳，爆炒数分钟后，将青菜叶入锅翻炒数次，八成熟时倒入备用的汁液炒拌均匀，出锅前把葱丝下锅，翻炒几下，起锅即成。

何首乌补肝肾、强筋骨，木耳有通利血脉之效。在春天里，同学们经常吃首乌猪肝片，能强筋壮骨，头发乌黑，眼睛明亮。

2. 夏季清补 夏季是万物繁茂之际，阳旺之时，人体的阳气最易发泄，养生应注意护阳。同时夏季气温炎热，易引起体内火邪炽盛，进食时应根据夏令，多采用清淡、清热之品，调节人体阴阳气血，切忌贪凉饮冷过度，损耗阳气。

夏季食材偏好应该侧重于既能补身体，又能生津液、解渴消暑的食物，如绿豆、苦瓜、冬瓜、空心菜、莲子、鸭肉、鱼肉等。不宜吃人参、鹿茸、狗肉、羊肉等湿热厚重之味。而且夏季阳气旺盛，一般不需进补，只要多吃蔬菜瓜果，减少油脂类和糖类的摄入，即能减少和避免暑热对人体带来的不利影响。

[推荐药膳]绿豆薏仁水鸭汤

选用薏苡仁38g，绿豆38g，陈皮2片，老鸭1只，盐适量。先将鸭子洗净用开水焯一遍，然后用凉水冲洗干净，并且沥干水分。然后将鸭子和绿豆、薏苡仁、陈皮一同放入砂锅之中，倒入适量清水，大火熬煮20分钟。最后去除浮油以及浮沫，再继续小火熬煮2个小时后，加入适量食盐起锅即可。

鸭肉性凉，是适宜夏季食用的肉品，有滋阴、利尿以及补虚的作用；绿豆有清热解毒、消暑利尿的作用；薏苡仁具有利水渗湿、健脾胃、清肺热等作用；陈皮能够理气健脾。夏季炎热易生湿邪，令人身体胸闷不舒，加入陈皮可以起到很好的理气作用。这道夏季养生药膳——绿豆薏仁水鸭汤，具有很好的止渴消暑、利尿润肤的作用。

3. 长夏淡补　古人把最炎热的农历六月称为长夏，长夏是介于夏秋两季之间的特定季节，是由夏季过渡至秋季的时节。

在此过程中天热下降，地湿上蒸，湿热相缠。湿气内应脾，脾喜欢干燥，厌恶潮湿，如湿困中焦，则脾胃无法正常运化。所以在进补的时候要淡补，不宜吃过于滋腻的食物，饮食偏好上应偏向于选择健脾、除湿、益气的食材，如扁豆、薏苡仁、白豆蔻仁、红豆、冬瓜、茼蒿菜、大枣、茯苓等。

[推荐药膳] 芦根绿豆粥

芦根绿豆粥的制作非常简单，选用芦根 100g，绿豆 30g，粳米 100g。首先芦根加水煮 30 分钟去渣，然后将绿豆和粳米加入一块煮粥即可。

芦根和绿豆都是寒性的，可以清热泻火。粳米能养胃气、长肌肉。做成粥服用可以清热养胃，消暑解渴。长夏季节气候炎热湿重，同学们往往会感觉疲劳、食欲减退，每天喝一碗这种药粥，可以增强脾胃运化功能，提高食欲，进而为身体提供充足的营养，也为学习提供充足的保障。

4.秋宜平补　秋季阳气收敛，阴气滋长，气候干燥，内应肺。此时五脏刚从夏季旺盛的代谢中舒缓过来，应进行阴阳平衡的滋补，以调节夏季脏腑功能的失调，为进入冬天做准备，所以要"平补"。

而且秋季燥邪偏胜，会使人皮肤和口角干裂，口干咽燥，声音嘶哑。饮食时还要特别注意养阴润肺，选用一些具有养阴润燥功能的保健品和中药来调养身体，如百合、莲子、银耳、雪梨、川贝母、山药、玉竹、猪肺、枇杷等。

[推荐药膳] 贝母粳米粥

选用贝母 20g，粳米 30g，现将贝母研成细末，然后用粳米加水煮粥，待粥将煮熟的时候，再加入贝母粉煮沸二三次，最后加入少许白糖即可。

贝母是大家所熟知的止咳良药，药店里常卖的川贝枇杷止咳露、川贝秋梨膏等都是以贝母为主要成分。秋季应肺，燥邪容易侵犯肺，所以很多青少年到了秋天容易咳嗽，而以贝母和粳米煮粥服用，可以起到显著的清热润肺，化痰止咳作用。

5.冬宜温补 《黄帝内经》说："冬三月，此谓闭藏，水冰地坼，无扰乎阳。"冬季天气寒冷，阳气深藏，内应肾脏。此时应根据冬季封藏的特点，以温热大补之品来滋补人体气血阴阳之不足，使脏腑的气血旺盛，适应自然界的变化。此时，我们可以多进补一些肉食品，如羊肉、牛肉、鸡肉、狗肉及各种鱼类，还有龙眼肉、胡桃、核桃、栗子、大枣、山药、木耳等食材。

[推荐药膳] 当归萝卜羊肉汤

选用新鲜羊肉500g，白萝卜半个，大枣6颗，龙眼3颗（去核），当归10g，枸杞子10g，生姜和葱适量。先用黄酒浸泡当归3～4个小时，润透后再上蒸锅蒸1小时左右。在等待蒸当归的过程中将羊肉洗净切块，并焯水。捞出沥干后，放入煲汤锅，倒入开水没过羊肉，再依次放入生姜、大枣、龙眼肉、花椒，大火烧开后转小火炖至羊肉半熟。最后放入白萝卜块、枸杞子和蒸好的当归，煲2～3

小时酌量添加食盐即可出锅。

同学们都知道，每到冬季寒冷时，饭店里的火锅特别受欢迎，这其中羊肉更是必点的一道美味。是因为羊肉既能御风寒，又可补身体，"味甘而不腻，性温而不燥"，最适宜于冬季食用，故被称为冬令补品。当归具有补血活血功效。白萝卜性凉，可以中和羊肉的热性，还能止咳化痰、除燥生津。冬季，坐在温暖的家里，再喝上一碗热气腾腾的当归萝卜羊肉汤，不失为一件惬意的事情。

是不是已经流口水了？同学们也可以自己试着到厨房去做一做，一点也不难！

《黄帝内经》上说："夫四时阴阳者，万物之根本也。"人类为了适应自然的变化，必须"顺四时而适寒暑"，这就要求我们，在不同的季节里选择相应的食物，顺应自然变化的规律，只有人与自然达到和谐统一，身体阴阳五脏才能达到和谐统一，实现强身健体、延年益寿的目的。

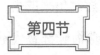

中医的好"粥"之道

粥，是中国人饮食习惯中不可或缺的一部分。粥不但是日常充饥的食物，还是有益养生的"灵丹妙药"。

《本草纲目》中说："粥，又极柔腻，与肠胃相得，最为饮食之妙诀也。"粥可调节胃口，增进食欲，补充身体需要的水分。它味道鲜美、润喉易食，营养丰富又易于消化，实在是养生保健的佳品。《红楼梦》中薛宝钗曾介绍她的养身补品，不是什么人参、虫草、鹿茸之类的名贵药草，仅仅是一碗熬出来的粥。

粥一般以五谷杂粮为原料，加水熬制而成。李时珍说："五谷为养。麻、麦、稷、黍、豆，以配肝、心、脾、肺、肾。"米和麦是我国人民的主食，人体所需80%左右的热能和一半以上的蛋白质都是由五谷杂粮提供的。所以，一碗由小麦或者粳米等熬制出来的粥，里边的营养价值，是任何蔬菜、果实及山珍海味都替代不了的。

另外，粥易于消化，善养脾胃。脾胃居于五脏中心，为后天之本，每日坚持喝粥就是在补益胃气，顾护中土，是扶助正气的一种自我养生法。据说，食粥的养生方法非常受古人推崇，诗人陆游曾专门做《食粥》云："世人个个学长年，不悟长年在目前。我得宛邱平易法，只将食粥致神仙。"可见，喝粥已经从单纯的填饱肚子发展到防病养生的重要手段。

而且经过几千年实践经验，劳动人民还总结出广为流传的健康粥歌诀，具体如下。

若要不失眠，煮粥加白莲；

要想皮肤好，米粥煮大枣；

气短体虚弱，煮粥加山药；

治理血小板，花生衣煮粥；

心虚气不足，桂圆煨米粥；

要治口臭症，荔枝能除根；

清退高热症，煮粥加芦根；

血压高头晕，胡萝卜粥灵；

要保肝功好，枸杞煮粥妙；

口渴心烦躁，粥加猕猴桃；

防治脚气病，米糠煮粥饮；

肠胃缓泻症，胡桃米粥炖；

头昏多汗症，煮粥加薏仁；

便秘补中气，藕粥很相宜；

夏令防中暑，荷叶同粥煮；

若要双目明，粥中加旱芹。

这个歌诀比较全面地概括了各种粥的功效，生动形象，大家在熬粥的时候完全可以参照这个歌诀，根据自己的症状，添加相应的食材或者药物。吃多了山珍海味，一碗朴实无华的稀粥，常常让人勾起对家的思念，一碗热粥，两碟小菜，虽然粗茶淡饭，但却是中国人解不开的情结，相信只要用心，每个人都能熬出一碗好粥。

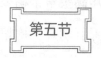

第五节

这些药膳粥，可以帮助提高学习成绩

现在的学生真的很累，每天 8 小时在学校埋头苦读后，回家还要被父母要求继续看书，做练习题。可是人的精力是有限的，真正决定孩子成绩水平的是能否在正常学习时间达到全神贯注。

所以，在很多时候，晚上加班加点地要求孩子补习功课，反而达不到提高学习成绩的效果。因为，孩子的精力过度消耗，白天上课的时候就难以专心致志让知识入脑入心。

父母期望孩子成龙成凤的心情可以理解，不过要掌握适当的方法。比如说，用中医药膳的方法，给孩子煮一碗健脑益智的粥，令孩子在第二天上课的时候能够全神贯注，思维敏捷。我想，这肯定比让孩子在睡眼惺忪的状态下多做几道练习题有效得多。下面，我就推荐几款能够帮助孩子提高学习成绩的药膳粥。

[黑米养生粥]

选黑米 60g，枸杞子 10g，核桃 20g，胡萝卜 80g。

先将胡萝卜洗净，切丁备用。然后黑米淘洗干净，起火上锅，加适量水，并依次放入黑米、核桃仁、胡萝卜丁。大火烧开后加入枸杞子，最后待煮开后改用小火再煮30 分钟左右即可。

黑米外表墨黑，营养丰富，有"黑珍珠"和"世界米中之王"的美誉。中医认为，黑米有显著的药用价值，具有滋阴补肾、健脾养肝、明目活血的功效，历代帝王也把它作为宫廷养生珍品，称为"贡米"；枸杞子也是名贵的养生药，《本草纲目》记载："枸杞，补肾生精，养肝……明目安神，令人长寿。"核桃含有丰富的维生素 B 和 E，可防止细胞老化，能健脑、增强记忆力及延缓衰老。而且它的外形十分像人体的大脑，按照中医"以形补形"的理论，它非常有益于大脑；胡萝卜含维生素 A 与 β 胡萝卜素，具有促进眼内感光色素生成的能力，减少眼睛疲劳，缓解眼睛干燥。

黑米、核桃可以补脑，枸杞子、胡萝卜可以缓解眼睛疲劳，四者相互为用，可以助莘莘学子一臂之力。

[桑椹百合汤]

选桑椹50g，百合10g，大枣5枚。

将百合、桑椹、大枣洗净，沥干水分备用。先将大枣放入锅中，加入适量水煮开，然后转小火再熬煮30分钟左右，最后放入百合、桑椹，煮开即可。

桑椹是大家所熟知的水果，味甜汁多，非常好吃。同时它还拥有较高的药用价值，具有补肝益肾、生津润燥、乌发明目等功效；百合具有养阴润肺、清心安神的功效，以百合泡茶还可以增强睡眠质量；大枣补中益气，养血安神，古人常言"三核桃两枣"，所蕴含的道理就是每天吃2颗枣，可以精神充足。

桑椹百合汤这个药膳粥具有宁心安神的作用，对于学生来说，学业压力大，不少人精神紧张，睡眠不好，甚至失眠。晚上睡眠不好，白天精神就不容易集中，神情恍惚，这必然影响学习成绩，所以家长要常熬桑椹百合汤，在日常饮食上帮助孩子提高睡眠质量，安神补脑。

[乌鸡银耳汤]

选乌骨鸡半只，猪瘦肉 100g，银耳 50g，百合 10g，姜片、枸杞子少许。

先将银耳用温水浸泡 10 分钟后洗净。乌骨鸡、瘦肉焯水后，清水沥干。然后起锅添水，大火烧开后，放入乌骨鸡、瘦肉、银耳和姜片。待水第二次沸腾后，用勺子撇去浮沫，后改用文火煲 3～5 个小时。最后放入百合煮 5 分钟，加盐、枸杞子调味即可。

乌骨鸡是中国最著名的药用珍禽之一，因骨头、内脏都是黑色的，所以也被老百姓称之为"黑了心的宝贝"。现代研究表明，乌鸡肉中含氨基酸高于普通鸡，而且含铁元素也比普通鸡高很多，是营养价值极高的滋补品，是补虚劳、养身体的上好佳品；猪肉是日常生活的主要副食品，具有补虚强身、滋阴润燥、丰肌泽肤的作用；银耳有"菌中之冠"的美称，既有补脾开胃的功效，又有益气清肠、滋阴润肺的作用。

　　孩子正处于长身体的时候，加上学业繁重，所以营养一定要跟上去，而乌鸡银耳汤可以为孩子们提供丰富且充足的营养。

　　一个人投入学习的时间是有限的，所以要想比别人更加优秀，就要在有限的学习时间内高效率学习，也就是要赢在细节。而这些补脑养神的药膳，可以为孩子们在前线拼搏学习解除后顾之忧，一定要好好利用，这比动辄上千元的保健品实惠、有效多了。

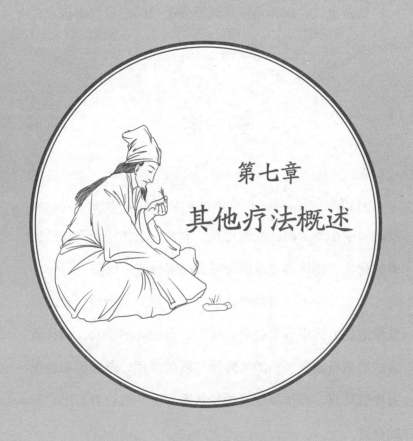

第七章

其他疗法概述

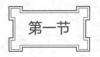

药 浴

　　有位女明星，年过 50 依然风华绝代，美艳动人，皮肤就像是少女一般，吹弹即破。有次，媒体记者询问她保养的秘诀，她回答说是因为每天都坚持泡牛奶浴。

　　牛奶中含有丰富的乳脂肪、维生素及矿物质，通过肌肤浸泡的方式很容易被身体吸收，帮助呵护肌肤，而且所含的酵素有消炎、消肿与舒缓皮肤的作用，能够温和地脱去皮肤死皮，难怪那位女明星从面容上一点也看不出衰老的痕迹。

　　其实，在洗浴的时候使用或者加入其他物质并不是外国的专利，中医传统治疗方法"药浴"在两千多年前就已经出现了。

简单来说，中医药浴就是在中医理论指导下，选配一定的中草药加工制成中药浴液，进行全身、半身沐浴或局部浸浴的一种外治疗法。它利用药物通过皮肤、孔窍、腧穴等部位直接吸收，从而进入经络血脉输布全身，达到治病的目的。

中药药浴历史悠久，源远流长，是中华民族医药文化中的瑰宝。据历史记载，早在周朝开始，古人就流行香汤浴，就是用中药佩兰煎的药水洗浴身子，从而达到解暑祛湿、醒神爽脑的功效。

喜欢读国学的同学们可能知道，在古代，洗澡不仅是为了个人的清洁卫生，而是一种约定俗成的社会礼仪。譬如上朝谒见、会客等，都要先焚香沐浴，以表示虔诚和尊敬。伟大爱国诗人屈原在《云中君》里记述："浴兰汤兮沐芳华。"其弟子宋玉在《神女赋》中亦说："沐兰泽，含若芳。"足见古人对沐浴的重视程度。

后来古代的医家发现，除了芳香类的药物，原本一些内服的药物通过熏洗沐浴的办法也可以起到治病效果，特别是对于那些不能服药的昏迷病人，或对吃药充满抗拒的孩子，熏洗给药的方式更容易操作。于是药浴的范围进一步扩大。其中在《五十二病方》中，就载有熏浴方 8 首，如用雷丸水浴治疗婴儿疼痛，这是我国目前最早发现关于药浴的医学文字资料。

到了秦汉时期，中医经典著作《黄帝内经》一书，更是将药浴疗法上升到理论高度，如《素问·阴阳应象大论》认为"其有邪者，渍形以为汗""寒者热之，热者寒之……摩之浴之"。

在发展过程中，药浴的形式也逐渐多样化，除了洗浴全身，还发展出了"烫洗""熏洗""坐浴""足浴"等药浴形式。晋·葛洪《肘后备急方》中收录了多种药浴内容，如酒洗、醋洗、黄柏洗。最可贵的是运用药浴开创了急救的先河："救卒死而四肢不收失便者，马矢以水煮取三斗以洗。"隋朝巢元方《诸病源候论》中还有"食毕当漱口数过"的记载，是含漱药浴治疗方法的起源。

唐宋时期，运用药浴治疗疾病的内容更加丰富，除了常见外科皮肤疾病如痈疽、冻疮、丹毒外，还运用于妇科、儿科以及临床急症抢救等。唐宋以后，人们约定俗成，把每年五月初五这一天定为"浴兰节"。在这一天，人人进行药浴，以祛秽预防疾病。

明清时期，是药浴发展的高峰时期。民间十分流行公共浴室，出现了与现代浴室差不多的"混堂"，用大铁锅烧水，热水与大池子相通，门上还挂一块"香水行"的牌子。京畿地区，老百姓隔三岔五去澡堂泡澡成了一种潮流。

当时，对药浴发展贡献最大的当属清代的吴师机，他所著的《理瀹骈文》为药浴治疗疾病提供了理论依据，根据药浴不同的表现形式，吴师机将药浴分熏、洗、沐、浴、浸、喷、浇、淋八法，治疗范围涉及中医的内、外、妇、儿、五官各科，并列举药浴方79首，功绩卓著。

近代随着西风渐盛，我们传统用木盆泡澡的方式已经消失殆尽，取而代之是各家各户简单的淋浴，不得不说，这不但丢失了中国人传统的文化和内涵，更浪费了古代医学家为我们留下的中医药浴这一养生保健的瑰宝。

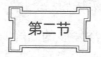

药 茶

中国是茶的故乡，而茶是中国与世界各国交流与合作的桥梁与纽带。从公元 5 世纪开始，通过陆上和海上丝绸之路、茶马古道，中国茶及茶文化流传到世界各地。魏晋、南北朝时期，制茶工艺开始兴起，到隋唐时期茶事日渐兴旺，"春共山中采，香宜竹里煎"，采茶、制茶、饮茶蔚然成风。

现代，很多人都只是把茶作为"饮料"来看待，将茶的作用及地位类同于美国的"可口可乐"，认为那只是中国人约定俗成的饮水习惯。同学们，如果你们也这样认为，那眼光就太过于狭隘了。

《神农本草经》记载："神农尝百草，日遇七十二毒，得茶而解之。"其实，最初之时茶所发挥的主要作用是治疗疾病。《神农本草经》中说："茶味苦，饮之使人益思，少卧。"《唐本草》说："茶味甘苦，微寒无毒，去痰热，消宿食，利小便。"汉代名医张仲景说："茶治便脓血甚效。"

现代科学大量研究证实，茶叶含有与人体健康密切相关的生化成分，茶叶不仅具有提神清心、清热解暑、消食化痰、去腻减肥、清心除烦、解毒醒酒、生津止渴、降火明目、止痢除湿等药理作用，还对现代疾病，如辐射病、心脑血管病、癌症等疾病，有一定的药理功效。至今，我国民间仍有用茶叶治疗痢疾和肠炎的习惯。

后世，随着茶疗法的深入研究和广泛应用，茶剂由最开始的单纯茶叶剂型发展为茶叶与天然药物合用，甚至直接以药代茶。比如我们经常喝的、药店里广泛售卖的菊花茶、桂花茶、茉莉花茶、人参茶、姜片茶、栀子茶等，特别是我们现在所熟知的王老吉凉茶，就是药茶的一种形式。

将药物做成茶剂，置于杯中，开水一泡，即可饮用，既制作简单，又服用方便。所以，药茶疗法自古就受到历代医家的重视。

在宋朝政府主持出版的《太平圣惠方》和《太平惠民和剂局方》中，编修者就专门为"药茶"设立章节，如《太平圣惠方》中记载有"药茶诸方"，列有茶疗方10余种。至此，"药茶"一词首次载于医书。元代太医忽思慧在《饮膳正要》中记载了各地多种药茶的制作、功效及主治，是记载茶疗法内容较全面的专著之一。明代朱橚等编的《普济方》设有"食治门·药茶"篇，收载有葱豉茶等茶疗方8首。

明代的本草大家李时珍，自己就非常喜欢饮用药茶，史书记载他"每饮新茗，必至数碗"。在他所著的《本草纲目》中，除对茶的功能主治有精辟的论述外，还载有治疗"气虚头痛""热毒下痢""解诸中毒"等茶疗方16首。足见药茶受欢迎的程度。

到了清朝，上至宫廷、下至平民，茶疗之风更盛。据史书记载，慈禧热病咳嗽时曾饮用清热止嗽代茶饮，光绪皇帝也曾经饮用安神代茶饮、利咽代茶饮、平胃代茶饮、和脾代茶饮和清肝聪耳代茶饮等，品类十分丰盛。

和汤药、针灸、推拿一样，药茶也是中医疗法不可或缺的一部分，为帮助中华民族抵御疾病默默走过了数千年的文明历史。而且经过历代医药学家和养生家的应用、发挥和完善，药茶已经成为我国人民防病治病与养生保健的一大特色。

比起汤药，茶疗法大多只精选二三味药，配伍精当、简洁，而且不用整天守着药罐煎煮药剂，饮服方便，只要用沸水冲泡即成，对少数长期煎服中药汤剂而感到烦恼的病人，则可减少煎服中药的负担，因而茶疗受到广大群众的青睐。近年来茶疗热方兴未艾，药茶的保健养生作用日益受到人们的重视，各种降压茶、减肥茶及午时茶的大量涌现，也使药茶的种类和作用得到了不断丰富和扩充。

第三节

药 熨

想必很多同学都有用过"暖宝宝"的经历。暖宝宝又称暖贴，它通过里边特殊的原料与空气中的氧气反应释放热量，从而达到防寒保暖、暖宫暖胃、消肿止痛、活血化瘀的作用。

其实，暖贴的作用原理和中医疗法"药熨"有异曲同工之妙。

在《黄帝内经》中有一段这样的论述：

黄帝曰："刺寒痹内热奈何？"

伯高答曰："刺布衣者，以火焠之；刺大人者，以药熨之。"

寒痹是一种因寒而起的痹痛，常见者如肩周炎、老腰痛、老寒腿等。关于这类疾病，对于布衣百姓，可能对疼痛的耐受力更强，所以用经过火加热后的金属或石卵"焠之"。而对于王公贵族，因为避免损伤肌肤，所以选用较为温和的"药熨"，以药物在局部热敷，不至于烫伤，这不是和市场上所售的电热"暖宝宝"很像吗？

中医药熨是很常见的传统外治方法，即将药物加热后置于患者体表特定部位，适时来回移动或回旋运转，利用温热之力，将药性通过体表毛窍透入经络、血脉，从而达到温经通络、活血行气、散寒止痛、祛瘀消肿等作用。

有时候，我们去中医院看病，大夫不开药不打针，唯独给了热盐包，里边装着大青盐，让我们回家在微波炉加热后热敷患处，这其实就是药熨的治疗方法。还有的时候，内服的中药熬过后所剩的药渣，医生会交代可以用纱布包裹起来热敷患处，这也是药熨的具体实践。

中医熨疗历史悠久，源远流长，我国现存的最早医学书籍《五十二病方》中，就已有熨疗法的记载。中医的经典著作《黄帝内经》也有"病生于筋，治之以熨引"的论述，并载有药熨方专治寒痹。历代医家如华佗、葛洪、孙思邈、张从正、李时珍、吴师机等无不重视之，尤其是吴师机的《理瀹骈文》，创造性地发展了熨法理论并以此通治全身各种病症，影响深远。

根据药熨所用药物的剂型不同，药熨可以分为药散熨法、药饼熨法、药膏熨法三类。

药散熨法即是将选定的药物鲜品捣烂，或者碾成粗末，然后放入锅内文火煸炒至烫手取出，装入纱袋内熨烫患处；或者是先将药材碎末装入布袋，旺火蒸热取出，趁热把药包放在治疗部位上熨烫。

药饼熨法即是将药材研为细末，然后用水、酒、醋等原料制成大小厚薄不等的药饼，放于治疗部位，然后覆上纱布，用熨斗、热水袋、水壶、玻璃瓶或将盐、沙、麦麸等炒热放入布包后置于药饼上面热熨。

药膏熨法即将药物研成细末，加入饴糖、黄蜡等赋形剂调成厚薄适度的药膏，先放在火上烘热，然后赶紧趁热贴于治疗部位；或者是将药膏涂于治疗部位，再以熨斗、热水袋或炒热的盐、沙、麦麸用布包后置于上面进行烫熨。

总之，不管是何种药熨方式，都是利用皮肤腠理的开合直接将药效作用于体内。我们都知道，天气热的时候身体肌肤的毛孔会打开，这说明皮肤具有呼吸之能力。而将热药包置于皮肤上，热气透入皮下，毛细血管受热而扩张，微循环大量开放，血流量加速，这不仅使机体对药物的吸收量增加，同时也使病变组织的代谢产物迅速排泄，从而达到治疗目的。

当然，中医药熨疗法也并不是人人适用。药熨疗法主要用于寒证，对于壮热烦躁，面红目赤，渴喜冷饮的热证，并不提倡使用。而且在操作之前，要在局部皮肤涂少量凡士林，将药熨袋放在患处或相应的穴位上用力来回推熨时力量要均匀。药袋温度过低时可更换药袋。药熨时间一般 15 ~ 30 分钟，每日 1 ~ 2 次，药熨过程中要观察局部皮肤情况，防止烫伤。

第四节

肚脐疗法

肚脐是人体十分神奇的部位，是人体中唯一可以用手触摸，用眼睛可以看到的穴位，中医称之为"神阙穴"。

神，即神气；阙，为门楼、牌楼。肚脐以"神阙"命名意思就是神气通行的门户。

同学们学过生物知识都知道，当人类在母体中还是胎儿的状态下，不能直接用口吃喝，补充营养，也无法用鼻吸收氧气。而唯一能依靠的就是通过胎盘吸附在母体上摄取，通过脐带输送到胎儿体内。

等到婴儿呱呱坠地以后，胎盘和脐带失去了原有的作用，完成了历史使命，于是医生就把它们从婴孩身上剪了下来，而在肚子上留下肚脐，就是神气通行的门户。

所以中医认为，神阙穴就是人体生命的本原，经常对神阙穴进行锻炼，可使人体真气充盈，精神饱满，体力充沛，腰肌强壮，面色红润，耳聪目明，轻身延年。

另外，神阙穴是胎儿生前从母体获取营养的通道，在胚胎发育过程中与腹壁直接相连。出生后，虽然外露部分被剪掉，但是它在内依旧联系着人体十二经脉、五脏六腑、四肢百骸，如果从肚脐处直接给药，药效就易于通过脐部，进入细胞间质迅速布于血液中，所以此部位历来被医家视为治病要穴，并由此发展为"肚脐疗法"。

所谓脐疗，就是把药物直接敷贴或用艾灸、热敷等方法施治于脐部，从而激发经络之气，疏通气血，调理脏腑，用以预防和治疗疾病的一种外治疗法。早在殷商时期，名医彭祖就有用蒸脐法治疗疾病的先例。晋代葛洪《肘后方》则率先总结和提倡脐疗，开创了药物填脐疗法的先河。

关于肚脐疗法的功效，明朝金石学家、藏书家都穆曾在他的著作《都公谭纂》中记载了一件趣闻。

永乐年间，嘉兴人金晟任刑部主事，在一次讨贼过程中抓获了多名强盗。而令人震惊的是，这帮强盗的头目竟然是一位百岁老寿星，面如童子。金晟起初不信，于是拟文派人到犯人原籍调查取证，结果确认无误。金晟于是亲审该盗首，询问长寿的原因。这头目说自己年轻的时候曾有人告诉他养生的妙法，就是用艾草灸肚脐，可以让人长寿。于是便长期操行此术，才有了今天的健康身体。

这则故事虽然有夸张的成分，但也不难看出肚脐疗法在当时已经被民间所使用。

给同学们介绍一下肚脐疗法的方式吧！比较常用的是拔罐、药物贴脐、滴脐、敷脐、温脐等法。

拔罐法就是在肚脐周围拔火罐，可以回阳固脱，治疗长年不愈的腹泻，还能调和中下焦，疏通胃肠气机，治疗肚脐周围痛及腹痛。拔罐时间不宜过长，每次以 10 ~ 15 分钟为宜。

灸脐法是重灸神阙穴，一般用艾灸或隔姜、隔附子饼灸 10 ~ 30 分钟，能温中散寒、温补下焦，治疗虚寒腹痛、脾胃虚寒引起的呃逆、反胃、呕吐及脾肾阳虚导致的腹泻、水肿等。

敷脐法就是在肚脐周围贴敷药物，可以迅速渗透，到达组织及微循环，获得调和阴阳、治疗疾病的目的。

滴脐法就是将药物化为水液，滴于脐中，这与敷脐有异曲同工之妙。药物可穿透皮肤表面结构，而被人体吸收。

当然，肚脐既然善于"吃药"，同理如果外露，也更容易感受病邪，所以平日里我们一定要做好对肚脐的保护。穿衣时注意保暖，睡觉时也不要凉着肚子，现代人都追求美丽，"要风度不要温度"，更有人在冬天穿露脐装，将人体这么重要的穴位裸露在寒风之中，是非常不可取的。

第五节

耳穴疗法

中医有句话叫"有诸内必形于诸外"。通俗点讲就是人体的里面有变化，那么在外面也会变化。这其实就是最原始的"生物全息理论"。

而中医的耳穴疗法，就是基于这一理论建立起来的。耳朵，并非是单一的听觉器官。耳郭虽小，却是全身经络汇聚之处。

不知道同学们注意到没有，耳朵形状就像是子宫内倒垂的婴儿。聪明的古人研究发现，人体的许多器官都在耳朵部位有反应点，称之为"耳穴"。比如，与头面部相应的穴位在耳垂区域，与上肢相应的穴位在耳舟部位，与躯干和下肢相应的穴位在耳轮部位。耳穴通过经络连接到体内的各个脏器，这就是耳穴的生物全息规律。

如果把人体脏腑内部比喻成电脑的主机，那耳朵便是电脑的显示器。人体的脏腑经络的病变信息都可以从耳朵部位窥见一二。身体某个部位一旦发病，病理反应就会循着经络路线迅速传递到相关的耳穴上，在耳穴表面发现异常，如能再对这些穴位进行刺激，便会使病态逐渐退却，症状消失。

利用耳穴诊断疾病和治疗疾病的历史由来已久，早在二千多年前的《黄帝内经》已有记载："如耳者，宗脉之所聚也。视耳好恶，以知其性。"湖南长沙马王堆西汉古墓出土的帛书《阴阳十一脉灸经》《足臂十一脉灸经》中，就有关于和上肢、眼、咽喉相联系的"耳脉"的记载。到了明代（16世纪左右）出现了首张耳穴图谱。明代针灸大师杨继洲在他所著的《针灸大成》中也记载了采用耳尖穴治疗眼生翳膜。

这些传统医学中关于耳与脏腑经络的关系的论述，都为现代耳针学打下了基础。

现在，比较常用的耳穴疗法就是使用药物、磁珠等圆形物质贴敷在耳穴上进行刺激，从而达到疏通经络、调和气血的作用。它的特点是刺激效应稳定，灵活可靠，效果良好。因为不用针刺，不伤害人体组织，不会造成感染，所以被人们称为"无痛苦、无创伤、无损害、无不良反应的治疗方法"。如今已经成为最受人们欢迎、应用最为广泛的一种耳穴疗法。

当然，耳穴疗法的内容远不止于此，人体的耳朵就是人体生命与健康的密码，要想真正破解这个密码，需要我们怀着求知欲，不断去探索，去发现。

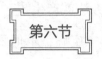

药 酒

中国是一个酒文化浓厚的国家，俗话说："酒为欢伯，除忧来乐。"人们乐时饮酒意在欢庆，愁时饮酒旨在除忧，饮酒在国人的生活中俨然成了不可分离的一部分。无论古今，每逢大事，中国人的餐桌上必然少不了酒！

对中医来说，酒还可以作为药物使用。中医认为，酒性温，味辛而苦甘，有温通血脉，宣散药力，温暖肠胃，祛散风寒，振奋阳气，消除疲劳等作用。

另外，酒素有"百药之长"之称。当然，这里边的含义不是说酒比其他药物的疗效更好，而是说酒就像"高铁"一样，可以承载着药物快速高效地达到所要作用的部位。所以，古代医家借酒善行之势，将其他药物的药力送达五脏六腑、四肢百骸，从而提高临床疗效。于是，一种将酒和药融为一体的治疗方法就产生了，这便是"药酒"。

使用药酒疗法治疗疾病，不但配制方便、药性稳定、安全有效，而且因为乙醇是一种良好的半极性有机溶剂，中药的各种有效成分都易溶于其中，药借酒力、酒助药势而充分发挥其效力，可以说是中医史上一项伟大的发明。

药酒的起源与酒基本上是同步的，民间有猿猴造酒的传说，远古时期，山中的猿猴善于采百花及果实酿酒，这些野生花果来源于自然，很多具有较高的药用价值，对人体健康有一定的保护和促进作用，人类饮用之后虽然主观上并没有以养生为目的，但客观上却享受着"药酒"的好处。所以说，人类历史上第一口酒，就是最天然的"药酒"。

后来人们在饮酒的过程中，渐渐总结出酒的辟邪、除恶、解毒等功效。到了周代，酿酒的技术也日臻完善，并有意提升了饮酒的医疗作用。西周设"食医中士二人，掌和王之六食、六饮……之齐（剂）"。其中食医，即掌管饮食营养的医生。在六饮之中就包括酒。

由此可见，周朝已经把酒列入医疗保健之列，说明药酒在周代的运用确也相当普遍。

先秦时期，中医理论经典《黄帝内经》首次对酒的医学作用进行专题论述，在《素问·汤液醪醴论》中，不但详细讲解了酿酒的过程，更是称赞道："自古圣人之作汤液醪醴者，以为备耳……中古之世，道德稍衰，邪气时至，服之万全。"正是在《黄帝内经》的指导下，这一时期的名医扁鹊有了用酒醪治疗肠胃疾病的临床实践活动。

汉唐时期，随着中医药学术的发展，古代医家对药酒的认识和应用更加广泛。西汉名医淳于意用"三石药酒"治好了济北王风蹶胸满的病症，用莨菪酒帮助苗川一个难产的妇人生下一个男婴。医圣张仲景曾首创"红兰花酒"治疗妇人腹中血气刺痛。唐朝时期名医孙思邈所著的《千金方》，共载有药酒方80余首，涉及补益强身，内、外、妇科等几个方面。

而且，当时医家已经不仅仅把对酒的医疗作用局限于内服药，华佗发明"麻沸散"，在服用方法上要求用酒冲服，可见已经认识到酒善行药势的作用。

宋元时期，由于科学技术的发展，制酒事业也有所发展，朱翼中在政和年间撰著了《酒经》，又名《北山酒经》，它是继北魏《齐民要术》后一部关于制曲和酿酒的专著。此时再加上宋朝政府对医学事业的重视，使当时中医临床和理论得到了发展。因此，对药酒的功效，也渐渐从临床上升到理论。

如《太平圣惠方·药酒序》认为"夫酒者，谷蘗之精，和养神气，性惟骠悍，功甚变通，能宣利胃肠，善导引药势"。这对酒的概括已经非常的具体和全面。而且当时还流行以药材制酒曲的社会风气，出现了较多养身延年、美容保健的药酒方剂。像枸杞酒、地黄酒、正月的椒柏酒、端午的菖蒲酒、中秋桂花酒、重阳的菊花酒，都是这一阶段盛行起来的，并逐渐成为中华传统的药酒。

明清时期，是中医药酒的集大成者。明代伟大的医学家李时珍写成了举世闻名的名著《本草纲目》，本书设有"附诸药酒方"的专目，对以往的药酒配方进行了整理与记录。明代朱橚等人的《普济方》，方贤的《奇效良方》，王肯堂的《证治准绳》等著作中辑录了大量前人的药酒配方。

如今，药酒受百姓欢迎的热度依然不减，很多老年人都喜欢自己在家里酿制保健药酒，每日小酌，市场上也流行着诸如"劲酒""黄金酒""白金酒"等保健酒。总之，药酒作为一种传统的治疗方法，正在对我们的健康发挥着越来越重要的作用。不过，酒是一把双刃剑，古代医家认为"酒性酷热，物无以加，积久饮酒，酣兴不解，遂使三焦猛热，五脏干燥"。饮酒过量不但不会起到防病养生的作用，反而会对身体造成伤害，所以大家在饮用药酒的时候一定要注意，不能随意乱喝，不要过量饮用。